皮肤病中医特色适宜技术操作规范丛书

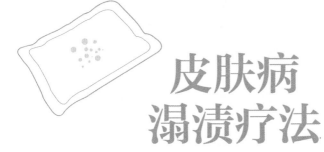

皮肤病
湿渍疗法

主　审｜段逸群

总主编｜杨志波　李领娥
　　　　刘　巧　刘红霞

主　编｜李元文

U0206241

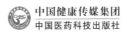
中国健康传媒集团
中国医药科技出版社

内 容 提 要

本书分为基础篇、技法篇和临床篇三个部分，基础篇阐述了溻渍疗法的历史沿革、理论基础及适应证等，技法篇介绍了溻渍疗法的操作常规及操作流程图。临床篇主要介绍溻渍疗法临床治疗的常见皮肤病种及具体治疗方法，包括湿疮、蛇串疮、丹毒、白疕、面游风等。适合临床中医、中西医结合皮肤科医生及基层医务工作者参考使用。

图书在版编目（CIP）数据

皮肤病溻渍疗法 / 李元文主编 . — 北京：中国医药科技出版社，2018.10

（皮肤病中医特色适宜技术操作规范丛书）

ISBN 978-7-5214-0491-3

Ⅰ . ①皮… Ⅱ . ①李… Ⅲ . ①皮肤病－中药外敷疗法－技术操作规程 Ⅳ . ① R244.9-65

中国版本图书馆 CIP 数据核字（2018）第 223189 号

美术编辑 陈君杞
版式设计 锋尚设计

出版 中国健康传媒集团 | 中国医药科技出版社
地址 北京市海淀区文慧园北路甲 22 号
邮编 100082
电话 发行：010-62227427 邮购：010-62236938
网址 www.cmstp.com
规格 880×1230mm 1/32
印张 3 3/4
字数 76 千字
版次 2018 年 10 月第 1 版
印次 2024 年 5 月第 3 次印刷
印刷 河北环京美印刷有限公司
经销 全国各地新华书店
书号 ISBN 978-7-5214-0491-3
定价 28.00 元

本书编委会

——·——

主　编　李元文

副主编　张丰川　蔡玲玲　孙明丽　林欢儿

编　委　（按姓氏笔画排序）

卜开来　王　莹　王羽侬　王家悦　孔宇虹

付　蓉　冯蕙裳　任雪雯　刘伟娜　阮　娜

孙占学　杨　柳　杨　菲　杨碧莲　李　纬

李　雪　李　楠　李流云　李溪澍　吴　迪

吴希玲　张　雪　张历元　张月月　林　青

林心然　周德瑛　胡　博　姜晓媛　姜颖娟

姚　荣　郭丽媛　涂绍忠　萧　明　隗小晴

彭　静　蔡双喜

秘　书　蔡玲玲

中医药是一个伟大的宝库，中医特色疗法是其瑰宝之一，几千年来，为广大劳动人民的身体健康做出了巨大的贡献。皮肤病常见、多发，然而许多发病原因不清，机制不明；对于皮肤病的治疗，西医诸多方法，疗效不显，不良反应不少，费用不菲。中医特色疗法具有简、便、廉、效等特点，受到了皮肤科医生和广大患者的欢迎。为了进一步开展中医特色疗法在皮肤病方面的运用，中华中医药学会皮肤科分会在总会领导的关心和帮助下，在中国医药科技出版社的大力支持下，精心组织全国中医皮肤科知名专家、教授编写了本套《皮肤病中医特色适宜技术操作规范丛书》，其目的就是规范皮肤病中医特色疗法，提高临床疗效，推动中医皮肤病诊疗技术的发展，造福于皮肤病患者。

本套丛书按皮肤科临床上常用的17种特色疗法分

为17个分册，每分册包括基础篇、技法篇、临床篇，文字编写力求简明、扼要、实用，配以图片，图文并茂，通俗易懂。各分册附有视频，以二维码形式承载，阐述其技术要领、操作步骤、适应证、禁忌证及注意事项，扫码观看，一目了然，更易于掌握。本丛书适合临床中医、中西医结合皮肤科医生及基层医务工作者参考使用。

本套丛书的编写难免有疏漏不足之处，欢迎各位同道提出宝贵意见，以便再版完善。

杨志波

2018年8月2日于长沙

　　《皮肤病溻渍疗法》是《皮肤病中医特色适宜技术操作规范》丛书之一，由全国中医皮肤科知名专家，李元文教授组织相关专家编写。目的是发挥传统中医外治疗法的作用，推广溻渍疗法的临床应用，提高对临床皮肤病的疗效，从而继承并发扬中医特色。

　　全书分为基础篇、技法篇和临床篇三个部分，基础篇介绍了溻渍疗法的历史沿革、理论基础、适应证等，技法篇介绍了溻渍疗法的操作常规及操作流程等。临床篇主要介绍溻渍法临床治疗的常见病种及具体治疗方法，包括湿疮、蛇串疮、丹毒、白疕、面游风等。

　　学习本书要求理论联系实际，既强调中医学术的系统性，又要突出中医溻渍疗法在皮肤病中的特色应用。本书充分利用患者真实病例及典型病情照片，加深读者的感性认识，有利于临床能力的提升。

　　本书得到中国医药科技出版社及北京中医药大学东方医院、北京中医药大学深圳医院的大力支持，谨表衷心感谢！

由于编者知识体系的局限性，书中难免有不足之处，希望广大读者在阅读及临床应用过程中提出宝贵意见，以便再版时修订、完善。

编者

2018年6月

目录

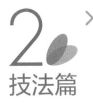

3 临床篇

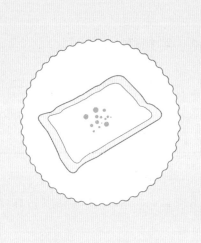

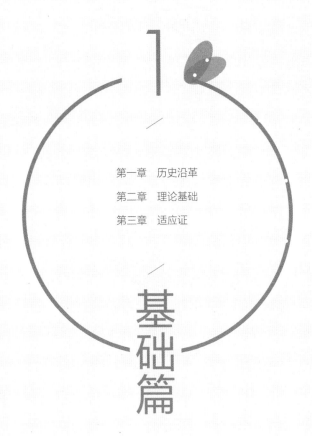

基础篇

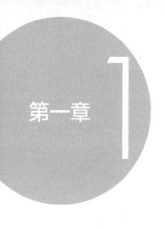

历史沿革

一、起始于元代

中药溻渍是中医传统外治法之一。溻渍法，溻者，湿敷也，指用中药药液浸于药棉或药布后，敷于患处；渍者，浸渍也，指用中药药液直接浸渍患部。"溻"与"渍"是两种不同的中药外用方法，分别相当于药液的湿敷和泡洗，中医学对溻渍法的记述，历史悠久。北宋以前，外洗汤剂均被作为针石、膏药，甚至内治法等治法的辅助方法，此前的大部分记载，均是把外洗法作为敷药之前的准备工作，至元代起始将溻渍法作为独立的治疗方法。溻渍法起始于元代，后世敷药，或研末为散，或调油为膏，敷于患处，直至元·齐德之《外科精义·针烙疮肿法》："夫疮候多端，欲辨浅深，直须得法……恶疮初生，其头如米粟，微似有痛痒，误触破之，即焮展觉有深意，速服犀角汤及漏芦汤、通气丸等，取通利疏畅，兼用浴毒汤溻渍之类。"又云"如有未成脓以前，不可以诸药贴熁溻渍救疗，以待自消；久入不消，内溃成脓，即当弃药，从其针烙……"，而其《外科精义·内消法》云："初觉气血郁滞，皮肉结聚，肿而未溃，特可疏涤风热，通利脏腑一二行，徐次诸汤溻渍，即得内消矣。不然，则治之稍慢，毒热不散，反攻其内，致令脓血之聚也。"始有系统论述用中药药液（如"浴毒汤"）渍渍患处的治疗方法。至此时，渍法与渍法合为统一的复合治疗方法———渍渍法。渍渍法不仅能清洗创口，且与湿敷相结合，使得药效更加持久。当时的渍渍法，主要用于肿疡初起未溃，而气血凝滞、毒邪壅盛之时，也可用于脓成针烙之后，总之，是取其消散、疏解、涤荡之功，相当于中医外科内治法中"消"的阶段。至明清时期，渍渍逐渐成为中医外治法中的重要治疗方法，如明·申拱辰《外科启玄》云："故先贤所立补泄汗下针灸淋渍敷贴灸烙等法治之，盖取其合宜之用也。"其列举的外科内外主要治法中，包含淋、渍之法。清·顾世澄《疡医大全》总结前人成就，将中医外治分为艾灸、针烙、刀针、砭石、敷药、神灯照、渍渍、熏消、汤洗等九大门类。其中，渍渍法作为重要的方法，独立于汤洗与敷药之外，有"渍渍法"及"渍渍门主方"两卷专门论述。

二、发展于现代

新中国成立以来，随着科技的进步，中西医的融会贯通，渍渍法的研究得到了进一步的发展与完善。渍渍疗法在周围血管科、骨伤科、皮肤科及肛肠科的应用广泛，被用于糖尿病足、疮疡、静脉炎、成人及小儿皮肤病损、痹证、痔瘘等疾病的治疗。能减轻自觉症状，发挥消炎、镇痛、止痒和抑制渗出的作用。湿敷的同时，也起到了洗涤清洁和保护皮肤的作用。湿敷可分为冷湿敷和热湿敷。皮损红肿热痛明显，渗液多时应用冷湿敷法，这使渍渍法能更加对症治疗，增强疗效。湿敷方中有苦参、当归、地肤子、五倍子、土茯苓、黄柏，可活血、清热、利湿、消肿、止痛，外敷借助热力作用刺激局部皮肤，促使皮下血管扩张，药力直达病所，有效改善局部血液循环，减少渗血，促进水肿吸收，减轻伤口疼痛。《理瀹骈文》说："外治之理，即内治之理，外治之药，即内治之药。所异者，法耳。"溻渍法在中医学整体观念和辨证论治理论的指导下，通过辨证组方，药味少、药量大、功洪力专，药液直接作用于患处，使腠理开疏，药力直达病所，达到治疗目的，具有操作简便、不良反应小、安全可靠的优点。药液既能荡涤创面又不影响内服药的功效。中药溻渍的治疗效果明确，但具体的应用尚无统一的标准。

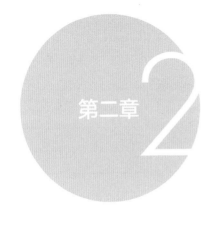

第二章 2 理论基础

一、中医理论基础

　　渍渍法的含义及发展源流早在《周礼·天官》中就有用外敷药治疗疮疡："疡医掌肿痛、溃疡、折疡、金疡、祝药刮杀之齐（剂）。"《神农本草经》记载的中药外治，如：苦参消痈肿，硫黄主妇人阴蚀等。我国现存最早的方书《五十二病方》中记载的外治法包括熏、浴、洒、沃、傅、涂、膏、封等，所载283首方剂中用于外敷的方剂达110余首。《素问·阴阳应象大论》曰："其有邪者，渍形以为汗。"这是利用热汤沐浴发汗的先例。到了汉代，张仲景在《伤寒论》中描述："阳气怫郁在表，当解之熏之。"《后汉书》中亦有华佗"夫病有宜汤、宜调……宜蒸熨、宜洗（音萱，将药物加水煮汁，然后温洗），病若在肠中，便断肠煎洗，缝腹膏摩（用药膏敷摩）"的记载。《礼记·曲礼》也有煎汤渍洗的记载："头有疮则沐，身有疡则洁。"《理瀹骈文》载："病之所在，各有其位，各有其名，各有其形，按其位，循其名，核其形，就病以治病，皮肤隔而毛窍通，不见脏腑恰达脏腑也。"认为"熏蒸渫洗之能汗，凡病之宜发表者，皆可以此法"。

二、西医理论基础

湿渍的现代研究机制是低浓度组织液向高浓度药液的流动，使皮损渗液减少或停止渗出，炎症得以消退。湿敷与渗透压作用结合，使皮肤末梢血管收缩，促使皮损充血减轻，渗出减少。通过湿敷的传导与辐射作用，减轻局部因炎症引起的灼热感，并抑制末梢神经的病理性冲动，减轻自觉症状，发挥消炎、镇痛、止痒和抑制渗出的作用。在湿敷过程中，表皮角化层膨胀，有利于药物透入皮内，起到活血通络的作用。湿敷垫可吸收皮损表面的浆液和脓汁，软化并清除皮损表面的痂皮或其他附着物，湿敷的同时，也起到了洗涤清洁和保护皮肤的作用。研究表明，中药湿渍通过湿热理疗作用，调整自主神经，改变局部血流和血管、淋巴管的通透性，同时作用于免疫系统，可提高机体细胞的免疫力，达到扶正祛邪的治疗目的。药液既能荡涤创面又不影响内服药的功效，既防止了注射或口服给药对肝、肾造成损害，又避免了肝脏的"首过效应"，提高了生物利用度。

第三章 3 适应证

适用于阳证疮疡初起、溃后；半阴半阳证及阴证疮疡；美容、保健等。

一、溻法

包括冷溻、热溻、罨敷。

冷溻

能使患部的血管收缩，血流迟缓，从而减少渗出，适用于阳证疮疡初起，溃后脓水较多者。例如急性湿疹、接触性皮炎湿敷方：马齿苋、黄柏、苦参、野菊花、蒲公英、车前草等有清热解毒的作用。

热溻

能促进患部血液循环，加强新陈代谢，促进炎症渗出物的吸收而减少渗出，适用于脓液较少的阳证溃疡，半阴半阳证和阴证疮疡。例如用于治疗带状疱疹后遗神经痛湿敷方：透骨草、细辛、红花、肉桂、血竭粉、三七粉等有疏通经络，调通血脉的作用。

罨敷

在冷溻或热溻同时，外用油纸或塑料薄膜包扎，即通过封包减少药液挥发，延长作用时间。对于慢性肥厚、干燥的皮损更加适宜。

总之，溻法能使皮肤表层融化、溶解，消除分泌物，还能随所用的药物有收敛、杀菌等作用，对皮肤有保护、清洁、消炎、镇痛、止痒等功效。

二、浸渍法

包括淋洗、冲洗、浸泡等。

淋洗

多用于溃疡脓水较多，发生在躯干部者。例如用苦参汤洗涤尖锐湿疣、白疕等，有祛风除湿，杀虫止痒的作用。

冲洗

适用于腔隙间感染，如窦道、瘘管等。

浸泡

适用于疮疡生于手、足部及会阴部患者。例如足癣湿热下注证可用：苍术、黄柏炭、马齿苋、苦参、白鲜皮、枯矾、野菊花、蒲公英、地肤子等有疏通气血，杀虫止痒的作用。亦可用于皮肤病全身性沐浴，以及药浴美容、浸足保健防病等。中药药浴具体内容见于皮肤病中医特色适宜技术操作规范丛书之《皮肤病药浴疗法》中。

总之，浸渍法根据不同的药物可起到调和气血、平衡阴阳、疏通经脉、透达腠理、祛邪和中、温经散寒、祛风除湿、清热解毒、通络止痒等功效。

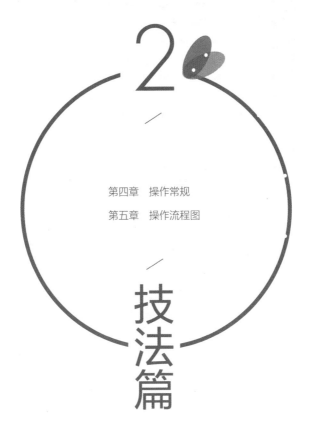

2

技
法
篇

第四章 **操作常规**

第一节　湿法

一、中药冷敷技术

目的　是将中药洗剂、散剂、酊剂冷敷于患处，通过中药透皮吸收，同时应用低于皮温的物理因子刺激机体，达到降温、止痛、止血、消肿、减轻炎性渗出的目的。

评估
（1）病室环境，温度适宜。
（2）当前主要症状、既往史及药物过敏史。
（3）患者体质是否适宜中药冷敷。
（4）冷敷部位的皮肤情况。

告知
（1）冷敷时间为20～30分钟。
（2）局部皮肤出现不适时，及时告知护士。
（3）中药可致皮肤着色，数日后可自行消退。

准备　治疗盘、中药汤剂（8℃～15℃）、敷料（或其他合适材料）、水温计、纱布、治疗巾，必要时备冰敷袋、凉性介质贴膏、屏风等。

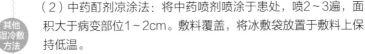

流程

（1）核对医嘱，评估患者，做好解释。

（2）备齐用物，携至床旁。协助患者取合理、舒适体位，暴露冷敷部位。

（3）测试药液温度，用敷料（或其他合适材料）浸取药液，外敷患处，并及时更换（每隔5分钟重新操作一次，持续20～30分钟），保持患处低温。

（4）观察患者皮肤情况，询问有无不适感。

其他湿冷敷方法

（1）中药冰敷：将中药散剂敷于患处，面积大于病变部位1～2cm。敷料覆盖，将冰敷袋放置于敷料上保持低温。

（2）中药酊剂凉涂法：将中药喷剂喷涂于患处，喷2～3遍，面积大于病变部位1～2cm。敷料覆盖，将冰敷袋放置于敷料上保持低温。

（3）中药散剂冷敷法：将中药粉剂揉于患处或均匀撒在有凉性物理介质的膏贴上，敷于患处，面积大于病变部位1～2cm，保留膏贴1小时。

注意事项

（1）阴寒证及皮肤感觉减退的患者不宜冷敷。

（2）操作过程中观察皮肤变化，特别是创伤靠近关节、皮下脂肪少的患者，注意观察患肢末梢血运，定时询问患者局部感受。如发现皮肤苍白、青紫，应停止冷敷。

（3）冰袋不能与皮肤直接接触。

（4）注意保暖，必要时遮挡保护患者隐私。

二、中药湿热敷（热敷）技术

目的

是将中药煎汤或其他溶媒浸泡，根据治疗需要选择常温或加热，将中药浸泡的敷料敷于患处，通过疏通气机、调节气血、平衡阴阳，达到疏通腠理、清热解毒、消肿止痛的目的。

评估
（1）病室环境，温度适宜。
（2）主要症状、既往史及药物过敏史。
（3）对热的耐受程度。
（4）局部皮肤情况。

告知
（1）湿热敷时间20～30分钟。
（2）如皮肤感觉不适，过热、瘙痒等，及时告知护士。
（3）中药可致皮肤着色，数日后可自行消退。

准备
治疗盘、药液、敷料、水温计、纱布、镊子2把、必要时备中单、屏风等。

流程
（1）核对医嘱，评估患者，做好解释。
（2）备齐用物，携至床旁。取合理体位，暴露湿热敷部位。
（3）测试温度，将敷料浸于38℃～43℃药液中，将敷料拧至不滴水即可，敷于患处。
（4）及时更换敷料或频淋药液于敷料上，以保持湿度及温度，观察患者皮肤反应，询问患者的感受。
（5）操作完毕，清洁皮肤，协助患者取舒适体位。

注意事项
（1）外伤后患处有伤口、皮肤急性传染病等忌用中药湿热敷技术。
（2）湿敷液应现配现用，注意药液温度，防止烫伤。
（3）治疗过程中观察局部皮肤反应，如出现水疱、痒痛或破溃等症状时，立即停止治疗，报告医师。
（4）注意保护患者隐私并保暖。

三、中药罨敷法

目的
罨敷法是利用药物或物品，敷于人体表面的某一部位或穴位起到增强脾胃，健壮身体，改善五脏功能，以及促进气血运行，止痛消肿等作用。本法有冷罨敷与热罨敷两种。冷罨敷法多用于由伤

目的 热及瘅热引起的刺痛等症，主要方法为局部喷激冷水或用星水（即星夜时所取之水）灌于塑料袋中进行冷敷。热罨敷法多用于各种寒凝、血瘀证，将青盐炒热，装入布袋，在腹部热敷。受伤瘀血者，用热石罨敷。

评估
（1）病室环境，温度适宜。
（2）主要症状、既往史及药物过敏史。
（3）对热的耐受程度。
（4）局部皮肤情况。

告知
（1）罨敷时间20～30分钟。
（2）如皮肤感觉不适，过热、瘙痒等，及时告知护士。
（3）中药可致皮肤着色，数日后可自行消退。

准备 根据罨敷对象选择治疗盘、药液、罨敷材料（如冰水、热石等）、敷料、温度计、纱布、镊子、必要时备中单、屏风等。

流程
（1）核对医嘱，评估患者，做好解释。
（2）备齐用物，携至床旁。取合理体位，暴露罨敷部位。
（3）测试温度，将不同的罨敷材料经加工后敷于患处。
（4）密切观察患者皮肤反应，并询问患者的感受。
（5）操作完毕，清洁皮肤，协助患者取舒适体位。

注意事项
（1）外伤后患处有伤口、皮肤急性传染病等忌用中药湿热敷技术。
（2）罨敷材料应现配现用，注意药液温度，防止烫伤。
（3）治疗过程中观察局部皮肤反应，如出现水疱、痒痛或破溃等症状时，立即停止治疗，报告医师。
（4）注意保护患者隐私并保暖。

第二节　浸渍法

一、中药淋洗技术

目的　淋洗法，又称淋射法，是用药物煎剂或冲剂不断喷洒患处的一种外治法，主要根据不同药物组成达到清热利湿，消肿止痛的目的。现代临床上主要用淋洗技术治疗一些局部浮肿及疼痛病症。

评估
（1）病室环境，温度适宜。
（2）当前主要症状、既往史及药物过敏史。
（3）患者体质是否适宜淋洗药物。
（4）淋洗部位的皮肤情况。

告知
（1）淋洗时间为10~15分钟。
（2）局部皮肤出现不适时，及时告知护士。
（3）中药可致皮肤着色，数日后可自行消退。

准备　治疗盘、中药汤剂（20℃~30℃）、敷料（或其他合适材料）、水温计、淋洗设备、治疗巾，必要时备一次性护理垫、屏风、浴盆等。

流程
（1）核对医嘱，评估患者，做好解释。
（2）备齐用物，携至床旁。协助患者取合理、舒适体位，暴露淋洗部位。
（3）测试药液温度，用淋洗设备盛取药液，外敷患处，并及时更换（每隔3~5分钟重新操作一次，持续10~15分钟），保持患处适宜温度。
（4）观察患者皮肤情况，询问有无不适感。
（5）每日淋洗2次，每次可重复喷淋2~3遍，每剂药可连用2天。
（6）操作完毕，清洁皮肤，协助患者取舒适卧位。

注意事项

（1）淋洗时，药液量之大小，喷淋时间之长短，可依具体病证而定。

（2）若用于溃疡，已经使用过的药液，不得重复使用，应另煎药液。

（3）淋洗时应注意保暖，治疗完毕，要擦干局部皮肤。

（4）夏季药液搁置时间不能过长，以免变质，尽量用新鲜之药液淋洗。

（5）注意保暖，必要时遮挡保护患者隐私。

二、中药冲洗技术

目的

冲洗法是用药物煎汤冲洗创口，以起洁净作用的方法。通过中药药液的冲洗，利用药物清热解毒，活血止痛，燥湿止痒等功效，可清除脓液，洁净疮口，去腐生新。

评估

（1）病室环境，温度适宜。

（2）当前主要症状、既往史及药物过敏史。

（3）患者体质是否适宜冲洗药物。

（4）冲洗部位的皮肤情况。

告知

（1）冲洗时间为10～15分钟。

（2）局部皮肤出现不适时，及时告知护士。

（3）中药可致皮肤着色，数日后可自行消退。

准备

治疗盘、中药汤剂（20℃～30℃）、敷料（或其他合适材料）、水温计、冲洗设备、治疗巾，必要时备一次性护理垫、屏风、浴盆等。

流程

（1）核对医嘱，评估患者，做好解释。

（2）备齐用物，携至床旁。协助患者取合理、舒适体位，暴露冲洗部位。

流程（3）测试药液温度，用冲洗设备盛取药液，冲洗患处，并及时更换（每隔3~5分钟重新操作一次，持续10~15分钟），保持患处适宜温度。

（4）观察患者皮肤情况，询问有无不适感。

（5）每日冲洗2次，每次可重复喷淋2~3遍，每剂药可连用2天。

（6）操作完毕，清洁皮肤，协助患者取舒适卧位。

注意事项（1）冲洗时，药液量多少，喷淋时间长短，可依具体病证而定。

（2）若用于溃疡，已经使用过的药液，不得重复使用，应另煎药液。

（3）冲洗时需充分暴露患处，同时应注意保暖。

（4）夏季药液搁置时间不能过长，以免变质，尽量用新鲜之药液冲洗。

三、浸泡

（见药浴相关章节）

第五章 操作流程图

中药冷敷技术操作流程图

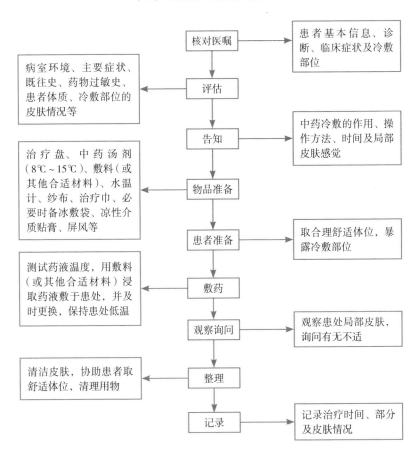

核对医嘱 → 患者基本信息、诊断、临床症状及冷敷部位

病室环境、主要症状、既往史、药物过敏史、患者体质、冷敷部位的皮肤情况等 ← 评估

告知 → 中药冷敷的作用、操作方法、时间及局部皮肤感觉

治疗盘、中药汤剂（8℃~15℃）、敷料（或其他合适材料）、水温计、纱布、治疗巾、必要时备冰敷袋、凉性介质贴膏、屏风等 ← 物品准备

患者准备 → 取合理舒适体位，暴露冷敷部位

测试药液温度，用敷料（或其他合适材料）浸取药液敷于患处，并及时更换，保持患处低温 ← 敷药

观察询问 → 观察患处局部皮肤，询问有无不适

清洁皮肤，协助患者取舒适体位，清理用物 ← 整理

记录 → 记录治疗时间、部分及皮肤情况

中药冷敷技术操作流程图

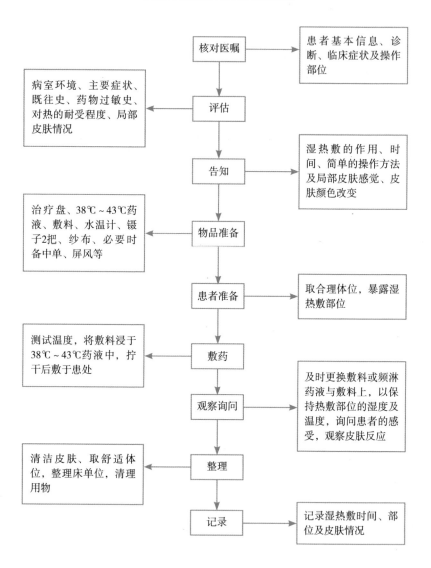

核对医嘱 → 患者基本信息、诊断、临床症状及操作部位

病室环境、主要症状、既往史、药物过敏史、对热的耐受程度、局部皮肤情况 ← 评估

告知 → 湿热敷的作用、时间、简单的操作方法及局部皮肤感觉、皮肤颜色改变

治疗盘、38℃～43℃药液、敷料、水温计、镊子2把、纱布、必要时备中单、屏风等 ← 物品准备

患者准备 → 取合理体位，暴露湿热敷部位

测试温度，将敷料浸于38℃～43℃药液中，拧干后敷于患处 ← 敷药

观察询问 → 及时更换敷料或频淋药液与敷料上，以保持热敷部位的湿度及温度，询问患者的感受，观察皮肤反应

清洁皮肤、取舒适体位，整理床单位，清理用物 ← 整理

记录 → 记录湿热敷时间、部位及皮肤情况

中药罨敷技术操作流程图

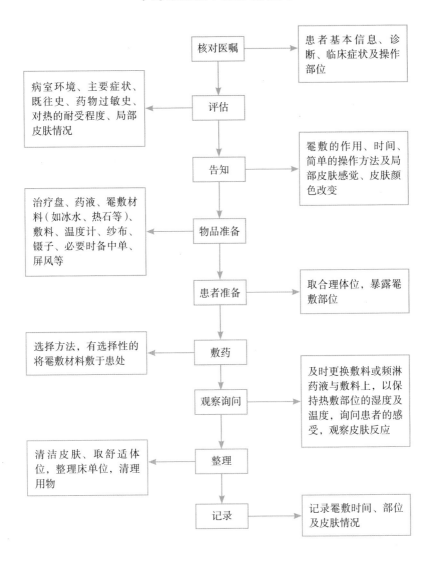

核对医嘱 → 患者基本信息、诊断、临床症状及操作部位

病室环境、主要症状、既往史、药物过敏史、对热的耐受程度、局部皮肤情况 ← 评估

告知 → 罨敷的作用、时间、简单的操作方法及局部皮肤感觉、皮肤颜色改变

治疗盘、药液、罨敷材料（如冰水、热石等）、敷料、温度计、纱布、镊子、必要时备中单、屏风等 ← 物品准备

患者准备 → 取合理体位，暴露罨敷部位

选择方法，有选择性的将罨敷材料敷于患处 ← 敷药

观察询问 → 及时更换敷料或频淋药液与敷料上，以保持热敷部位的湿度及温度，询问患者的感受，观察皮肤反应

清洁皮肤、取舒适体位，整理床单位，清理用物 ← 整理

记录 → 记录罨敷时间、部位及皮肤情况

中药冲洗技术操作流程图

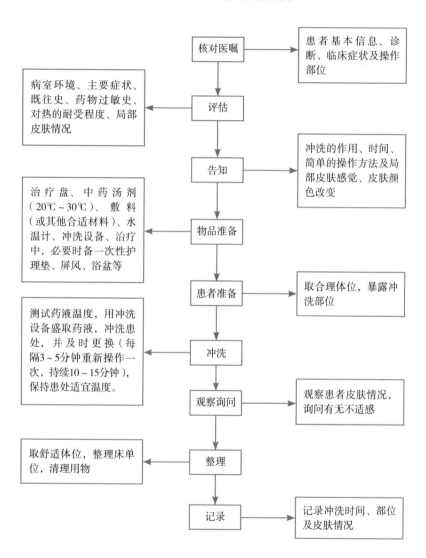

核对医嘱 → 患者基本信息、诊断、临床症状及操作部位

病室环境、主要症状、既往史、药物过敏史、对热的耐受程度、局部皮肤情况 ← 评估

告知 → 冲洗的作用、时间、简单的操作方法及局部皮肤感觉、皮肤颜色改变

治疗盘、中药汤剂（20℃～30℃）、敷料（或其他合适材料）、水温计、冲洗设备、治疗中，必要时备一次性护理垫、屏风、浴盆等 ← 物品准备

患者准备 → 取合理体位，暴露冲洗部位

测试药液温度，用冲洗设备盛取药液，冲洗患处，并及时更换（每隔3～5分钟重新操作一次，持续10～15分钟），保持患处适宜温度。 ← 冲洗

观察询问 → 观察患者皮肤情况，询问有无不适感

取舒适体位，整理床单位，清理用物 ← 整理

记录 → 记录冲洗时间、部位及皮肤情况

3

临床篇

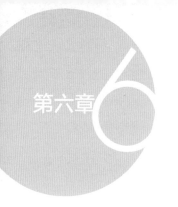

第六章 6 湿疮（湿疹）

第一节　湿疮

一、定义

> 湿疮是一种常见的由于禀赋不耐，因内外因素作用而引起的过敏性炎症性皮肤病。其临床特点为皮损形态多样，对称分布，剧烈瘙痒，有渗出倾向，反复发作，易成慢性等。根据湿疮的不同发病部位及皮损特点，古代文献中又称之为"浸淫疮""血风疮""粟疮""旋耳疮""瘑疮""肾囊风""绣球风""脐疮""四弯风""乳头风"等。本病相当于西医的湿疹。

二、病因病机

湿疮病因复杂，可由多种内、外因素引起。常因禀赋不耐，饮食失节，或过食辛辣刺激荤腥动风之物，脾胃受损，失其健运，湿热内生，又兼外受风邪，内外两邪相搏，风湿热邪浸淫肌肤所致。其发生与心、肺、肝、脾四经关系密切。

三、诊断要点

（一）急性湿疹

1 急性发病。

2 常对称分布。好发于面、耳、手、足、前臂、小腿等外露部位，严重时可延及全身。

3 皮损多形性，可在红斑基础上出现丘疹、丘疱疹及小水疱，集簇成片状，边缘不清。常因搔抓常引起糜烂、渗出。如染毒，可有脓疱、脓液及脓痂，臀核肿大。

4 自觉剧痒及灼热感。

（二）亚急性湿疹

1 急性湿疮经治疗，红肿及渗出减轻，进入亚急性阶段，或由慢性湿疮加重所致。

2 皮损以小丘疹、鳞屑和结痂为主，仅有少数丘疱疹和糜烂或有轻度浸润。

3 自觉瘙痒。

（三）慢性湿疹

1 可由急性湿疹反复发作而致或开始即呈慢性。

2 好发于面部、耳后、肘、腘窝、小腿、外阴和肛门等部位，伴剧痒。

3 皮损较局限，肥厚浸润显著，境界清楚，多有色素沉着。

4 病程慢性，常有急性发作。

四、辨证论治

辨证分型

❶ 湿热浸淫证：皮损潮红，丘疱疹密集，瘙痒剧烈，抓破脂水淋漓，浸淫成片；伴心烦口渴，身热不扬，大便干，小便短赤；舌质红，苔黄腻，脉滑数。

❷ 脾虚湿蕴证：发病缓慢，皮损为淡红色斑片、水肿、丘疹或丘疱疹、结痂、鳞屑，自觉瘙痒，搔抓后糜烂渗出；伴纳少，疲惫，腹胀便溏；舌质淡胖，苔白或腻，脉濡缓。

❸ 血虚风燥证：病程迁延，反复发作，皮损粗糙肥厚，脱屑，表面有抓痕、血痂，颜色暗红或色素沉着，阵发性瘙痒，夜间加重；伴有口干不欲饮，纳差，腹胀；舌质淡，苔白，脉弦细。

中药外治

操作前准备：依据皮损部位，嘱患者取坐位或卧位，充分暴露皮损。

❶ 湿热浸淫证

治则：清热利湿止痒。

主要采用中药湿敷与油剂外擦。水疱、糜烂、渗出较多时，选用马齿苋、地榆、龙葵、黄柏、苦参等煎汤冷湿敷，湿敷后可用散剂（如青黛、石膏、滑石、黄柏、黄芩、寒水石等）加甘草油或植物油调，外擦患处。结痂较厚时，选用黄连膏（黄连、当归、黄柏、生地黄、姜黄等）、青黛膏（青黛、石膏、滑石、黄柏等）涂擦。

湿敷操作要点：将敷料置于药液中浸透，稍挤拧至不滴水为度，湿敷于患处，每隔20～30分钟重复操作一次，每次持续1～2小时，每日2～3次。（敷料为多层消毒纱布或毛巾，厚度以6层纱布为宜）

❷ 脾虚湿蕴证

治则：健脾、除湿、止痒。

主要采用中药洗剂及油剂。红斑、丘疹为主时，多采用三黄洗剂（大黄、黄芩、黄柏、苦参等）外搽，或用苦参、黄柏、地肤子、荆芥等煎汤，待凉后外洗，每日2～3次；亦可选用青黛散加甘草油或植物油调、5%黑豆馏油软膏外用。

❸ 血虚风燥证

治则：养血、润肤、止痒。

主要采用膏剂及中药熏洗治疗。膏剂可选用青黛膏、湿毒膏（青黛、黄柏、煅石膏、炉甘石、五倍子等）、润肌膏（麻油、当归、紫草、黄蜡等）、10%～20%黑豆馏油软膏涂擦患处，中药熏洗可选用蛇床子、威灵仙、紫草、当归、黄芩、黄柏等。针对瘙痒肥厚皮损可采用局部火针治疗。

五、治疗案例

患者徐某，男，80岁，因"周身斑丘疹及瘙痒10余年，伴渗出、糜烂1个月"入院。

现病史：患者10年前无明显诱因头面躯干见红斑、丘疹伴瘙痒，曾于多家医院诊治，予口服中药、地氯雷他定片、盐酸赛庚啶片，肌内注射地塞米松注射液，外用卤米松、狼毒药膏等治疗后稍好转，但反复发作。患者述1个月前无明显诱因，头面、躯干及四肢部见大量红斑、丘疹，色鲜红，伴糜烂、渗出，瘙痒剧烈，难以入眠，严重影响患者生活。纳少，寐差，大便干，小便调。

专科查体：头面、躯干及四肢大量红斑、丘疹，色鲜红，皮损局部伴大量糜烂及渗出，少量干燥、脱屑皮疹，躯干部大量脓痂及脓性分泌物。舌暗红苔薄黄，舌下络脉迂曲，脉弦。

中医诊断：湿疮；湿热浸淫证。

西医诊断：湿疹。

治则：清热利湿止痒。

内服中药处方：龙胆泻肝汤加减。

中药湿敷处方：马齿苋30g、地榆30g、金银花20g、野菊花20g、黄柏15g、车前草20g、苦参15g。每日1剂，水煎湿敷患处。

中药湿敷操作：将敷料置于药液中浸透，稍挤拧至不滴水为度，湿敷于患处，每隔20～30分钟重复操作一次，每次持续1～2小时，每日3～4次。（敷料为多层消毒纱布或毛巾，厚度以6层纱布为宜）

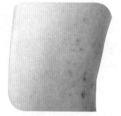

在口服中药加中药湿敷的治疗下，9天后患者糜烂渗出明显改善（图1）。

图1 湿疹

按语：湿疮，西医称之为湿疹，是一种常见的过敏性炎性皮肤病，中医文献中还有"浸淫疮""旋耳风""绣球风"等名称。《医宗金鉴·外科心法》浸淫疮记载"此证初生如疥，瘙痒无休，蔓延不止，抓津黄水，浸淫成片。"中药湿敷疗法古称"溻法"，是用纱布、药棉、帛布等浸蘸药液敷贴患处的一种治疗方法，具有抑制渗液、消肿止痛、收敛止痒、控制感染、促进愈合的作用。湿敷包括冷湿敷、热湿敷、闭合性湿敷、开放性湿敷等，湿疮治疗常运用冷湿敷及热湿敷。冷湿敷能使患者患部的血管收缩，血流迟缓，从而减少渗出。热湿敷能促进患部血液循环，加强新陈代谢，促进炎症渗出的吸收而减少渗出。同时冷、热湿敷能使皮肤表面融化、溶解，消除分泌物，还能随所用的药物有收敛、杀菌等作用，对皮肤有保护、清洁、消炎、镇痛、止痒等功效。

第二节　角化型湿疹

一、定义

角化型湿疹是由多种内外因素引起的一种皮肤炎症反应。是一种好发于手足部的慢性顽固性皮肤病，属于湿疹的一种特殊类型。

二、病因病机

本病多因湿邪起病，阻遏阳气，掌跖失于温煦，日久局部气虚血瘀，脉络阻滞，肌肤失养而致。本病多为本虚标实之证。

三、诊断要点

❶ 病程较长，反复发作。　　❷ 好发部位手掌、足跖部。

③ 瘙痒明显。

④ 典型损害为发生于掌跖部对称分布的暗红斑，局部皮肤浸润肥厚，呈苔藓样变，表面粗糙，干燥脱屑，常有裂隙。

⑤ 真菌检查阴性。

四、辨证论治

辨证分型

血虚风燥证：皮损散在于手掌、足跖，粗糙肥厚，干燥脱屑，皮损色暗或色素沉着，剧痒，或皮损粗糙肥厚，反复发作，病程较长。口干不欲饮，脾虚则纳差腹胀，舌暗红，舌苔少，脉细弦（图2）。

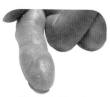

图2 角化湿疹

外治治疗

中药塌渍：治疗前准备：依据皮损部位，嘱患者取坐位或卧位，充分暴露皮损。局部行中药塌渍法治疗，所用药物以辨证分型为依据。

用苦参、马齿苋、地肤子、地榆、黄柏、苍耳子各30g，煮水后用10层纱布，蘸湿药液后湿敷于手足掌跖部位约10分钟。

疗程：塌渍宜1日2次，3～5日/疗程。

五、按语

角化型湿疹是由多种因素引起的迟发变态反应性疾病，西医治疗多以皮质类固醇激素外用治疗为主，但因皮损角化肥厚浸润明显，外用外物难以渗透吸收，临床效果不佳，用内服抗组胺药物或中药内服起效较慢，患者常因瘙痒不耐而搔抓剧烈，严重影响生活质量。

第三节　汗疱型湿疹

一、定义

汗疱型湿疹是湿疹的一种特殊类型，是有明显季节性、多发于手掌、足跖部位的水疱性，可自愈及反复发作的皮肤疾病。本病相当于西医的汗疱疹。

二、病因病机

本病多因脾胃后天之本不足，脾气不足，不能充养四肢，致局部手足掌跖腠理气机阻滞，开合失常，致春夏之交，湿热之季，水疱郁于局部肌肤而成本病。本病多为本虚标实之证。

三、诊断要点

❶ 一般于春末夏初开始发病，夏季加重。入冬自愈。

❷ 好发部位手掌、足跖部。

❸ 有不同程度瘙痒及灼痛感。

❹ 典型损害为位于表皮深处的小水疱，米粒大小，呈半球形，略高于皮面，无炎症反应，分散或成群发生于手掌、手指侧面及指端，少见于手背、足底，常对称分布。水疱内含清澈浆液，发亮，偶可变为浑浊。水疱一般不自行破裂，干涸后形成脱屑，露出红色新生上皮，薄而嫩，此时常感疼痛。

四、辨证论治

脾虚湿蕴证：水疱常散在于手掌、足跖，疱液清亮，伴瘙痒，反复发作，常伴水疱破裂后干燥脱屑。常自觉胃脘满闷，食纳欠佳，口中黏腻不思饮，大便多不成形或先干后溏，舌质淡，舌体常胖嫩有齿痕，舌苔厚腻，脉濡（图3）。

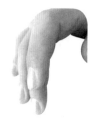

图3 汗疱型湿疹

治疗前准备：依据皮损部位，嘱患者取坐位或卧位，充分暴露掌跖水疱区。治疗以皮损为单位，局部行常规消毒，治疗手法浅刺法为主，以水疱破后疱液渗出为度。

治则：通畅腠理，引湿外出，以湿治湿

操作要点：选用浅刺法。施术者持细火针烧至通红，于疱疹顶端处迅速刺入，随即出针。针体直入直出，针刺深度以刺破水疱为度，并用无菌棉签擦去疱液。分次分批烧针刺疱，直至将掌跖部水疱全部刺破。

再用苦参、马齿苋、地肤子、地榆、野菊花各30g，煮水后所得后用10层纱布，蘸湿药液后湿敷于手足掌跖部位约10分钟。

疗程：火针一次即可，溻渍宜1日2次，3～5日/疗程。

按语：汗疱型湿疮，西医称之为汗疱疹，又称为出汗不良性湿疹。本病原因尚未完全清楚，过去认为，是由于手足多汗，汗液潴留于皮内而引起；现在多认为，汗疱还是一种内源性皮肤湿疹样反应，如感染性病灶。近来还注意到镍、铬等金属的系统性过敏。精神因素可能为本病的重要原因之一。

外治治疗

　　用内服抗组胺药物或中药内服起效较慢，患者常因瘙痒不耐而搔抓剧烈，严重影响生活质量。中医外治特色火针疗法，具有开门祛邪的功效，可通过灼烙手足掌跖腠理，将郁积之湿邪引之于外，祛邪引热、毒邪外出，使水疱迅速干瘪结痂，瘙痒灼痛感消失；再辅以外用温热之渥渍疗法，保持腠理之暂开状态，使郁集之湿邪充分泄于体外，符合《内经》"盛则泻之，菀陈则除之"的治疗原则，湿得热则散，火针通过加热的针体，以热引热，引邪外出，达到清热利湿、燥湿止痒的效果。

五、注意事项

- ● 手足部位治疗时消毒宜严格，术后保持局部清洁，避免继发感染。

- ● 火针治疗时，忌过深，建议刺破皮疹为度。

- ● 用药前须详细解释操作可能出现疼痛，缓解患者紧张心理。对疼痛不耐受的人群慎用，糖尿病患者、幼儿、孕妇忌用。

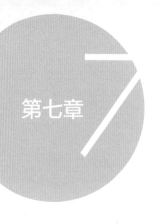

第七章

蛇串疮
（带状疱疹）

一、定义

蛇串疮是一种皮肤上出现成簇水疱、呈带状分布、痛如火燎的急性疱疹性皮肤病。古代文献称之为"蜘蛛疮""火带疮""腰缠火丹"等。本病相当于西医的带状疱疹。

二、病因病机

本病多因情志内伤，肝经郁热，或饮食不节，脾失健运，湿热内蕴，外溢肌肤而生；或感染毒邪，湿热火毒蕴结于肌肤而成。本病初期以湿热火毒为主，后期属正虚血瘀兼夹湿邪为患。

三、诊断要点

① 发疹前可有疲倦、低热、全身不适、食欲不振等前驱症状。

② 患处有神经痛，皮肤感觉过敏。

③ 好发部位是一侧腰胁、胸背、头面、四肢等处，其他部位亦可发生。

④ 皮疹为红斑上簇集性粟粒至绿豆大水疱，疱液常澄清。

⑤ 皮疹常单侧分布，一般不超过躯体中线。

⑥ 病程有自限性，约2~3周，愈后可留色素改变，发生坏死溃疡者可留瘢痕。

⑦ 头面部带状疱疹可累及眼耳部，引起疱疹性角膜结膜炎或面瘫等。

四、辨证论治

辨证分型

❶ 肝经郁热证：皮损鲜红，簇集丘疹、水疱，疱壁紧张，灼热刺痛。伴口苦咽干，烦躁易怒，大便干或小便黄。舌质红，苔薄黄或黄厚，脉弦滑数。

❷ 气滞血瘀证：皮疹消退后，局部疼痛不止，甚至放射到附近部位，痛不可忍，坐卧不安，严重者持续数月或更长。舌质暗，苔白，脉弦细。

湿敷治疗

湿敷治疗前准备：依据皮损部位，嘱患者取坐位或卧位，充分暴露疱疹区。局部行中药湿敷法治疗，所用药物以辨证分型为依据。

疗程：每日治疗2次，1~2周/疗程。

操作要点：常规湿敷中药药液应晾凉至37℃以下；对于带状疱疹局部红肿、皮温增高的患者，可以将药液冷藏至10℃左右进行冰敷；热敷时，温度应控制在30~40℃。

肝经郁热证处方：大青叶、马齿苋、细辛、野菊花、蒲公英。

气滞血瘀证处方：川芎、丹参、细辛、肉桂、川乌、白芷。

五、治疗案例

肝经郁热证

患者，女，36岁，2018年3月7日就诊。主诉：左侧胸背部疼痛伴起皮疹5天。患者5天前无明显诱因出现左侧胸背部灼痛不适，未予重视。4天前原有疼痛部位出现皮疹，疼痛加重。现自觉局部疼痛剧烈，口干，无口苦，无恶寒发热，纳可，因疼痛无法入睡，小便调，大便干，2日一行。查体：左侧胸背部泛发片状红斑，红斑基础上出现簇集黄豆至蚕豆大小丘疱疹、脓疱，部分破溃、渗出，皮疹呈单侧带状分布，压痛明显。舌质红，苔黄腻，脉滑数（图4）。

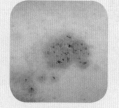

图4 带状疱疹

西医诊断：带状疱疹。

中医诊断：蛇串疮，肝经郁热证。

中医治则：清热解毒，消肿止痛。

外治法：大青叶40g、马齿苋40g、细辛3g、野菊花30g、蒲公英30g，常温湿敷，每日2次。疱疹1周后大部分干涸、结痂，疼痛减轻；2周后疱疹消退，遗留少许色素沉着，无疼痛。

按语：患者青年女性，平素压力较大，肝气郁结，日久化火，肝经火毒蕴结，外发于肝经循行处肌肤，发为本病。火毒壅盛，凝滞气血，经络阻滞不通，则患处疼痛剧烈；肝经郁热，热伤津液，则口干、大便干。舌质红，苔黄腻，脉滑数均为肝经郁热之征象。病之初期，李元文教授主张以清热解毒，消肿止痛为法，方中马齿苋清热解毒、散血消肿，《唐本草》谓其"主诸疔疮肿毒，捣揩之"；野菊花清热解毒，消肿疗疮；大青叶清热解毒凉血；蒲公英清热解毒、消肿散结，《本草正义》谓其"性清凉，治一切疗疮、痈疡、红肿热毒诸证，可服可敷"；细辛温经通络，托余毒外出；诸药合用，共奏清热解毒、消肿止痛之功。

气滞血瘀证

患者，女，67岁，2017年9月27日就诊。主诉：右侧胸胁疼痛3个月。患者3个月前无明显诱因出现右侧胸胁疼痛不适，未予重视，数日后右侧胸胁部出现簇集的红斑水疱，经外院诊治为"带状疱疹"，予以抗病毒、营养神经等西药口服治疗后皮疹消失，但疼痛仍未缓解。肢体屈伸不利，右侧躯干部疼痛难忍，纳眠差，二便调。查体：右侧胁肋部皮疹已基本消失，伴有皮损处色素沉着。舌淡暗，苔薄白，脉弦细。

西医诊断：带状疱疹。

中医诊断：蛇串疮，气滞血瘀证。

中医治则：理气活血，通络止痛。

外治法：川芎30g、丹参30g、细辛3g、肉桂10g、川乌10g、白芷30g，常温湿敷，每日2次。1周后疼痛明显减轻，2周后已无疼痛。

按语：患者老年女性，病久正气亏虚，无力祛邪外出，毒邪稽留，瘀阻经脉，气血不通而致疼痛。带状疱疹虽经治疗但余邪未尽，留滞经络，蕴阻肌肤，阻碍气血运行。舌淡暗，苔薄白，脉弦细皆为气滞血瘀之征象。病之中后期，李元文教授主张治以理气活血，通络止痛。方中肉桂、细辛、川乌温经通络止痛；川芎行气活血，祛瘀止痛；丹参、白芷养血活血，化瘀止痛。诸药合用，共奏化瘀通络，扶正托余毒外出之功，达根治带状疱疹后遗神经痛之效。

六、李元文教授点睛

带状疱疹急性期的西医外用治疗常规是抗病毒软膏或对症的收敛消炎制剂，虽然疗效值得肯定，但皮损恢复慢、易结厚痂伴痂下感染等，往往延长病程、加重患者痛苦。中医湿敷法具有解毒消肿，活血通络，祛风止痒，软痂脱腐，促进上皮恢复等作用。李元文教授认为，中药湿敷可以促使局部受到药力刺激，促进人体血脉流通，调理脏腑，平衡阴阳，疏通经脉。中药湿敷治疗达到了减少痛苦，缩短病程的目的，值得推广。

七、注意事项

● 湿敷时，纱布应拧挤得使药液不漫流即可，拧挤过干效果不好；如对药液有过敏者，应立即停用；注意无菌操作，防止感染。

第八章 8 丹毒（网状淋巴管炎）

一、定义

丹毒是以患部皮肤突然发红成片，色如涂丹，灼热肿胀，迅速蔓延为主要表现的急性感染性皮肤病。本病发无定处，发于胸腹腰胯部者，称内发丹毒；发于头面部者，称抱头火丹；发于小腿足部者，称流火；新生儿多发于臀部，称赤游丹。本病相当于西医的急性网状淋巴管炎。

二、病因病机

本病多因素体血分有热，外受火毒，热毒蕴结，郁阻肌肤而发；或由于皮肤黏膜破伤（如鼻腔黏膜、头皮破伤、皮肤擦伤、毒虫咬伤等），毒邪乘隙侵入而成。凡发于胸腹腰胯部者，夹有肝火；发于头面部者，夹有风热；发于小腿足部者，夹有湿热；发于新生儿者，多由胎热火毒所致。

三、诊断要点

❶ 多数发于下肢，其次为头面部。可有皮肤、黏膜破损等病史。

❸ 病情严重者，红肿处可伴发瘀点、紫斑，或大小不等的水疱，偶有化脓或皮肤坏死。

❹ 新生儿丹毒常游走不定，多有皮肤坏死，全身症状严重。

❺ 本病由四肢、头面走向胸腹者，为逆证。新生儿及年老体弱者，火毒炽盛，易致毒邪内陷，见壮热烦躁、神昏谵语、恶心呕吐等全身症状，甚至危及生命。

❷ 发病急骤，潜伏期2～5天，初起往往先有恶寒发热、头痛身楚、胃纳不香、便秘溲赤等全身症状。继则局部见小片红斑，迅速蔓延成大片鲜红斑，略高出皮肤表面，边界清楚，压之红色稍褪，放手后立即恢复，表面紧张光亮，摸之灼手，肿胀、触痛明显。

❻ 发于小腿者，愈后容易复发，常因反复发作，皮肤粗糙增厚，下肢肿胀而形成象皮腿。

❼ 丹毒的复发可引起持续性局部淋巴水肿，最终结果是永久性肥厚性纤维化，称为慢性链球菌性淋巴水肿。

四、辨证论治

❶ 风热毒蕴证：发于头面部，皮肤焮红灼热，肿胀疼痛，甚至发生水疱，眼睑肿胀难睁；伴恶寒发热，头痛，舌红；苔薄黄，脉浮数（图5）。

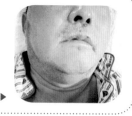

图5　面部丹毒 ▶

❷ 湿热毒蕴证：发于下肢，局部红赤肿胀、灼热疼痛，或见水疱、紫斑，甚至结毒化脓或皮肤坏死，可伴轻度发热，胃纳不香，舌红，苔黄腻，脉滑数。反复发作，可形成象皮腿。

❸ 胎火蕴毒证：发于新生儿，多见于臀部，局部红肿灼热，常呈游走性，或伴壮热烦躁，甚则神昏谵语、恶心呕吐。

治疗前准备：准备并布置好治疗盘、遵医嘱配制药液、敷布数块（无菌纱布制成）、镊子、弯盘、一次性中单、纱布等器材。依据皮损部位，嘱患者取舒适合理体位（多为平卧位或坐位），充分暴露患处。以皮损为单位，将药液倒入容器内，敷布在药液中浸湿后，敷于患处。其中，配制的药液以辨证分型为依据，治疗过程中注意患者保暖，注意器材消毒，避免交叉感染。

风热毒蕴证处方：大黄、白芷、薄荷。

湿热毒蕴证处方：黄芩、黄柏炭、苦参、大黄。

胎火蕴毒证处方：生大黄、芒硝。

疗程：每日治疗1～2次，7天/疗程。

五、治疗案例

患者，女，60岁，2018年2月26日就诊。主诉：右下肢皮肤红肿疼痛3天。患者3天前右下肢不慎被刮伤，自行覆盖创口贴处理后出现小片状红斑，患者未予重视及处理，近两天迅速扩大。体温37.6℃，胃纳不香，眠可，小便色黄，大便黏滞。查体：右下肢皮肤界限清楚，片状红疹，颜色鲜红，并稍隆起，表面紧张炽热瘙痒，表皮稍有破损，米粒大水疱样丘疹。舌红，苔黄腻，脉滑数。

西医诊断：网状淋巴管炎。

中医诊断：丹毒，湿热毒蕴证。

外治法：黄芩40g、黄柏40g、苦参40g、大黄20g，常温湿敷，每日2次。1周后红肿消退，皮温如常，疼痛减轻；2周后红斑基本消退，遗留少许淡红斑片，无疼痛。

按语：患者老年女性，正气亏虚，皮肤破溃后外感邪毒，无力祛邪外出。加之平素体内湿邪留滞，湿邪困脾而致脾胃失和，胃纳不香，下焦湿热而见小便色黄，大便黏滞。舌红，苔黄腻，脉滑数，均为湿热毒蕴之征象。方中黄芩、黄柏清热解毒，苦参、大黄燥湿解毒，此四味合用，共奏清热燥湿解毒之功，直接作用于患处，疗效显著。

六、李元文教授点睛

中医对"丹毒"早有认识，《内经》中已有"丹胗""丹熛"等病名。《诸病源候论》指出："丹毒，身体忽然焮赤，如丹涂之状，故谓之丹。或发手足，或发腹上，如手掌大。"由于其发病部位及临床表现有异，中医文献中又有不同的名称。发于头面者称"抱头火丹"或大头瘟；发于胸腹者称"内发丹毒"；发于小腿足部者，《外科大成》名腿游风，《疡医大全》称流火。发生于新生儿或小儿的丹毒，称赤游丹或游火。依形状又有"鸡冠丹""茱萸丹"等多种病名。自古以来，中医药治疗丹毒均取得了显著的疗效，尤其是中医外治法在丹毒治疗过程中有着举足轻重的地位，充分体现了中医"外治之理，即内治之理，外治之药，即内治之药，所异着法耳"（《理瀹骈文》）的理论精髓。溻渍法是通过湿敷、淋洗、浸泡对患处的物理作用，以及不同药物对患处的药效作用而达到治疗目的的一种方法。纵观溻渍法治疗丹毒的研究中，主要是采用湿敷法，药物方面有使用中成药者，也有使用中药煎剂者，均保持了药液的新鲜度；方法上有冷溻，也有热溻者，溻敷范围均大于疮面，治疗丹毒恢复期具有很好的疗效。

七、注意事项

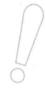

● 纱布从药液中捞出时，要拧挤得不干不湿，过干了效果不好，过湿了药液漫流。

● 药液不要太烫，防止烫伤。

● 药物组成可根据不同的疾病，作适当的调整和化裁。

● 在应用湿敷疗法的同时，还可根据病情适当配合熏洗、药物内服和针灸等疗法，以增强疗效。

● 注意保持敷料湿润与创面清洁。

第九章

白疕（银屑病）

第一节 寻常型银屑病

一、定义

白疕是一种以红斑、丘疹、鳞屑为主要表现的慢性复发性炎症性皮肤病。其临床特点是在红斑基础上覆以多层银白色鳞屑，刮去鳞屑有薄膜及点状出血点。古代文献记载有"松皮癣""干癣""蛇虱""白壳疮"等病名。本病相当于西医的银屑病。

二、病因病机

本病总因营血亏损，血热内蕴，化燥生风，肌肤失于濡养所致。初期多为风寒或风热之邪侵袭肌肤，以致营卫失和，气血不畅，阻于肌表；或兼湿热蕴积，外不能宣泄，内不能利导，阻于肌表而发。病久多为气血耗伤，血虚风燥，肌肤失养；或因营血不足，气血循行受阻，以致瘀阻肌表而成；或禀赋不足，肝肾亏虚，冲任失调，营血亏损，而致本病。

三、诊断要点

① 红斑或丘疹上覆有厚层银白色鳞屑，抓之脱落，露出薄膜，刮之有出血点，即可诊断为寻常型银屑病。

② 有寻常型银屑病的皮疹，兼有密集米粒大小的脓疱，脓液培养无细菌生长，或伴有发热等全身症状，即为脓疱型银屑病。

③ 有银屑病史或有其皮疹，伴有关节炎症状，远端小关节症状明显，但类风湿因子阴性者，可诊断为关节病型银屑病。

④ 全身皮肤弥漫性潮红、浸润肿胀，伴有大量脱屑，可见片状正常皮肤（皮岛），表浅淋巴结肿大，血白细胞计数增高，全身症状明显者，可诊断为红皮病型银屑病。

四、辨证论治

辨证分型

血热内蕴证：多见于进行期患者，皮损发生及发展较迅速，不断有新的皮损出现，皮损颜色鲜红，多呈点滴状或斑片状，鳞屑多，痒甚，刮去鳞屑可见点状出血，常伴有心烦、口干、大便干、小便黄。舌质红，舌苔黄（或腻），脉弦滑或数。

血虚风燥证：多见于静止期或退行期患者，病程较长，新疹很少出现，皮损颜色淡红，呈钱币状或大片融合，多浸润增厚，鳞屑较少。舌质淡红，舌苔薄白或少苔，脉沉细或弦细。

气滞血瘀证：多见于顽固性白疕患者，皮损反复不愈，皮疹多呈斑块状，鳞屑较厚，颜色暗红。舌质紫暗有瘀点、瘀斑，脉涩或细缓。

渐渍治疗在白疕病中的运用主要分为两种：中药湿敷和中药药浴。中药湿敷用于白疕病进行期，中药药浴用于各型白疕病静止期和消退期。

血热内蕴证处方：马齿苋，生地榆，紫草，野菊花，板蓝根，大青叶，土茯苓，牡丹皮。

血虚风燥证处方：大皂角，威灵仙，苍术，桃仁，白鲜皮，当归，大青叶，土茯苓，紫草。

气滞血瘀证处方：首乌藤，丹参，鸡血藤，红花，桃仁，当归，大青叶，赤芍，紫草。

疗程：2周/疗程。

操作要点：

（1）中药湿敷操作要点：将灭菌纱布叠至6～8层厚度后浸于中药洗液中，使用时将其拧至不滴水为度，将其湿渍于皮损处每日治疗2次。

（2）中药药浴操作要点：用无纺布将中药包好后用冷水浸泡0.5小时，先用武火煎煮再用文火煎煮15～20分钟，将第1次煮好的药汁倒出再用同样的方法煎煮第2次。然后将一次性的塑料袋套在椭圆形的木桶上，再将中药汁和中药无纺布包倒进药桶里，加温水，水量以将患者整个身体泡入其中为准。将水温调至36～41℃，药浴期间可随时加热水保持温度。隔日1次，1剂/次，每次20～30分钟。

五、治疗案例

患者，男，40岁，2018年3月25日就诊。主诉全身其皮疹伴瘙痒10余年，加重1周。患者10余年前无明显诱因出现双下肢、躯干部起皮疹伴瘙痒、脱屑，于某医院就诊，诊断为"银屑病"，予中药治疗，10年间病情反复，控制尚可。患者1周前因饮酒及精神紧张病情加重，双下肢、胸腹部、背部、项部、头皮起皮疹，伴剧烈瘙痒，心烦口渴，大便干，小便黄。专科查体：双下肢、胸腹部、背部、项部、头皮部出现鲜红色斑片状斑丘疹，融合成大片，上覆银白色鳞屑，可见薄膜现象及滴蜡现象，刮去鳞屑可见点状出血，皮疹上可见抓痕、血痂，瘙痒剧烈，舌质红，苔黄腻，脉弦滑。

西医诊断：红皮病性银屑病。

中医诊断：白疕，血热内蕴证。

中医治则：清热凉血，解毒消斑。

外治法：马齿苋60g，生地榆60g，紫草60g，野菊花60g，板蓝根60g，大青叶60g，土茯苓60g，牡丹皮60g，常温湿敷，每日2次。2周后患者皮疹由鲜红色转为淡红色，胸腹部及项背部皮疹消退明显，脱屑减少明显，瘙痒减轻，4周后仅剩头皮部及小腿部，呈小斑片状，色淡红，斑片中部有消退趋势，胸腹及背部仅剩色素沉着，瘙痒明显减轻（图6）。

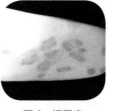

图6　银屑病

按语：患者青年男性，因恣意饮酒，伤及脾胃，郁而化热，加之精神紧张，心火内生，内外之邪相合，蕴于血分，血热生风，故见皮疹色鲜红，瘙痒剧烈，血热内盛，煎灼津液，故见口干，大便干，心经火旺，故见心烦，舌质红，苔黄腻，脉弦滑均为血热内蕴之证。李元文教授主张在此期以清热凉血，解毒消斑为主。其中马齿苋、野菊花、大青叶、板蓝根、土茯苓清热解毒，生地榆、紫草、牡丹皮清热凉血。诸药合用，共奏清热凉血，解毒消斑之效。

六、李元文教授点睛

白疕相当于西医银屑病，是一种常见的易于复发的红斑鳞屑性皮肤病。中医治疗除了口服中药外，溻渍疗法亦能够有效控制本病的进展并延长缓解期。白疕的基本皮损为红斑，中医学认为"斑出于血分，疹出于气分"。故对于本病的治疗应该抓住血热这个病机要点。总的治则以凉血消斑为主。由于本病在不同分期有不同的皮损表现，治疗时应在辨证论治的基础上分期论治。进行期由于新皮损不断出现，易出现"同形反应"，因此应采用较温和的湿敷法。而静止期和消退期的患者则可选用接触面积更大，吸收效果更好的中药药浴法。《理瀹骈文》曰："外治之理，即内治之理，外治之药，即内治之药，所异者法尔。"溻渍药物的选用也是依照辨证论治的原则。皮损呈点滴状，发展迅速，颜色鲜红时，多为血热内蕴证，患者初因内有蕴热，复感外邪，内外之邪相合，蕴于血分，血热生风而发，溻渍方选用地榆、马齿苋、紫草、板蓝根、大青叶等凉血解毒之品。皮损病程较久，颜色淡红，干燥皲裂多属血虚风燥证，患者或素体虚弱，或久病耗伤营血，阴血亏虚，生风化燥，肌肤失养而成，因此溻渍方选用大皂角、威灵仙、苍术、桃仁等养血息风之药。病程日久，气血运行不畅，以致经脉阻塞，气血瘀结，肌肤失养而反复不愈，此时患者皮疹多呈斑块状，鳞屑较厚，颜色暗红，治疗上以行气活血，化瘀通络为主，因此选用首乌藤、丹参、鸡血藤、红藤、当归、赤芍等药。

七、注意事项

- 年龄较大者注意避免跌伤；高血压、心脏病、皮肤感染者不宜使用。

- 患者应避免空腹浸浴，浸浴前30～60分钟进食。室温宜在25℃～28℃。

- 浸浴时尽量洗去鳞屑，以利于药物的吸收。

- 患者湿敷药浴结束后，应及时涂抹油膏剂，避免皮肤过于干燥。

第二节　掌跖脓疱病

一、定义

掌跖脓疱病是指局限于掌跖部的慢性复发性疾病，以在红斑的基础上出现周期性的无菌性小脓疱，伴角化、鳞屑为临床特征。本病归属于古代文献"痛疮"范畴。相当于西医的掌跖脓疱病。

二、病因病机

本病多因禀赋不足，肺脾失调，运化失职，水液代谢障碍，湿邪内蕴，复感风热毒邪，内外搏结，毒热蕴积肌肤，外发于四肢末端所致。血热外发则为红斑，热毒炽盛则化腐成脓。

三、诊断要点

① 好发于中年人。

② 发病部位是掌跖，跖部又比掌部多见。

③ 病变可发于一侧，也可以对称或整个掌跖全部受累。

④ 初始角质增厚，呈暗红色，伴有糠状脱屑。皮损扩大，局部充血，常呈批出现数量不等，针尖针头大深在水疱或黄色脓疱，逐渐增多，范围扩大。

⑤ 伴有中等或严重瘙痒，烧灼或疼痛感。

⑥ 本病易反复发作，缓解期长短不一。

四、辨证论治

辨证分型

① 热毒偏盛证：掌跖成批出现大小不等的水疱、脓疱，自觉疼痛或瘙痒；伴有全身不适，发热口渴；舌质红绛，苔少，脉数。治宜清热解毒，凉血化湿。

② 湿热蕴肤证：脓疱反复发作，缠绵难愈；掌跖部位水疱、脓疱相间而生，疱破渗液，糜烂，渗出较重，舌质淡白或淡红，或有齿痕，苔薄黄或黄腻，脉濡数。治宜清热除湿，凉血解毒。

湿敷治疗

湿敷治疗前准备：嘱患者取舒适体位，充分暴露皮疹部位。局部行中药湿敷治疗。

疗程：每日2次，每次30分钟，2周为1个疗程。

操作要点：中药煎剂温度控制在40℃左右，有利于药力透过增厚的角质，用6～8层纱布浸湿药液，拧至半干，敷于患处。

热毒偏盛证湿敷方：马齿苋、野菊花、苦参、生地、丹皮、黄连、黄柏、白鲜皮、生甘草。水煎30分钟后去渣备用。

湿热蕴肤湿敷方：金银花、连翘、苦参、丹皮、赤芍、白鲜皮、黄柏、土茯苓、蛇床子。水煎30分钟后去渣备用。

五、治疗案例

杨某，女，49岁，2017年8月21日初诊。主诉：双手掌起皮疹伴瘙痒反复发作约1年。患者1年前双手掌中央出现红斑，表皮增厚、少量脱屑，其上多发水疱、脓疱，有痒感，可自行缓解，约3~4周发作一次。自行外用药膏（具体不详），效果不明显，皮损区逐渐扩大。查体：双手掌大鱼际和中央部出现角化增厚的红斑，有少量脱屑，境界清楚，在此基础上有针尖至粟粒大小浅层脓疱及小水疱。舌红，苔薄黄，脉弦滑，小便短赤。取手掌部皮屑、脓疱液真菌镜检阴性。

诊断：掌跖脓疱病（瘑疮）。

证型：湿热蕴肤证。

治则：清热除湿、凉血解毒止痒。

外治法：金银花15g、连翘15g、苦参20g、丹皮15g、赤芍15g、白鲜皮20g、黄柏20g、土茯苓20g、蛇床子15g。水煎30分钟至药汁300ml去渣备用。温湿敷，每日2次，每次30分钟。治疗2天后瘙痒减轻，1周后红斑颜色变浅，表皮变薄变软；2周后红斑完全消退，双手掌无新发丘疹、脓疱，继续用药2周巩固疗效。嘱患者局部外用保湿剂，随访3个月后复发1次，患者自行用本方治疗，病程明显缩短。

按语：掌跖脓疱病，中医认为多源于"湿"，同时与热、毒合而致病。《诸病源候论·癌疮候》载："癌疮者，由肤腠虚，风湿之气，折于血气，结聚所生，多著手足间。"其辨证以湿热蕴结、热毒伤阴为主，临床治疗上多以清热除湿、凉血解毒为主。本湿敷方中金银花、连翘清热解毒，黄柏、苦参、白鲜皮、蛇床子清热燥湿止痒，丹皮、赤芍清热凉血、润燥散结。诸药配伍共奏清热解毒、凉血活血、燥湿敛疮止痒之功效。

六、李元文教授点睛

黄柏具有广谱抗病原微生物作用，苦参有抗炎及免疫抑制作用，白鲜皮具有抗炎抑菌、止瘙痒作用，三药苦寒，清热除湿，再加丹皮清热凉血，凡掌跖脓疱病皆可选用。热毒偏盛加马齿苋、野菊花、生地、黄连、生甘草加强清热解毒之功，湿热蕴肤采用金银花、连翘、赤芍、土茯苓、蛇床子取清热燥湿之效。中药湿敷外治法可使药物直达病所，比口服作用更直接。掌跖脓疱病局限于掌跖部，内服中药疗效难以到达病灶，中药湿敷法增加了局部药物的吸收，故能取得更好的疗效。中药湿敷治疗方法简单、方便、易为患者接受，不良反应少，值得推广。

七、注意事项

● 保持疱疹局部清洁，防止继发感染；中药湿敷水温不可过热，以防烫伤；如对药液过敏，立即停用。

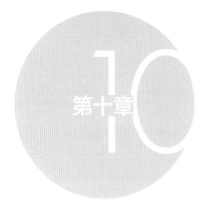

第十章

面游风
（脂溢性皮炎）

一、定义

面游风是一种因皮脂分泌过多而引起皮肤上出现红斑、上覆鳞屑的慢性炎症性皮肤病。因其多发于面部，表现为皮肤瘙痒、脱屑，故称之为面游风。古代文献又称之为"白屑风""钮扣风""眉风癣"等。本病相当于西医的脂溢性皮炎。

二、病因病机

本病多因风热之邪外袭，郁久耗伤阴血，阴伤血燥，或平素血燥之体，复感风热之邪，血虚生风，风热燥邪蕴阻肌肤，肌肤失于濡养而致；或由于恣食肥甘油腻、辛辣之品，以致脾胃运化失常，化湿生热，湿热蕴阻肌肤而成。

三、诊断要点

① 多见于成人，婴幼儿也时有发生，男性多于女性，有皮脂溢出体质，在皮脂过度溢出基础上发生。

② 好发于头皮、颜面、躯干等皮脂腺分布较丰富的部位。其中颜面部好发于眉间眉弓、鼻唇沟、胡须部；躯干部好发于前胸、颈后及上背部、腋窝、脐窝、腹股沟等位置。少数重症患者可泛发全身。

③ 皮损边界清楚，形态大小不一，初起为毛囊周围红色小丘疹，继而融合大小不等的暗红或黄红色斑片，覆以油腻性鳞屑或痂皮，可出现渗出、结痂和糜烂并呈湿疹样表现。

④ 头皮等处损害严重时可伴有毛发脱落，面部可与痤疮并发，皱褶处皮损常出现类似湿疹样改变。

⑤ 患者自觉不同程度瘙痒。　　**⑥** 病程慢性，反复发作，时轻时重。

四、辨证论治

辨证分型

① 风热血燥证：多发于面部，为淡红色斑片，干燥、脱屑，瘙痒，受风加重，或头皮瘙痒，头屑多，毛发干枯脱落；伴口干口渴，大便干燥。舌质偏红，苔薄白，脉细数。

② 肠胃湿热证：皮损为潮红斑片，有油腻性痂屑，甚至糜烂，渗出；伴口苦，口黏，脘腹痞满，小便短赤，大便臭秽。舌质红，苔黄腻，脉滑数（图7）。

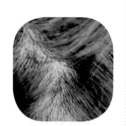

图7　脂溢性皮炎

湿敷前准备：向患者说明湿敷的治疗目的及治疗过程，做好解释过程；备齐用物；依据皮损部位，选择合适的体位，充分暴露湿敷部位；以辨证分型为依据，选用适当的药物。

风热血燥证处方：香附、侧柏叶。

胃肠湿热证处方：马齿苋、透骨草、龙葵、苦参、黄柏。

五、治疗案例

风热血燥证

患者，男，34岁，2017年5月30日就诊。主诉：面部起皮损反复发作2个月。2个月前患者因使用面膜，引起起面部起皮损，伴瘙痒、脱屑，未使用药物。1周前患者皮损瘙痒加剧，白屑增多。现面部起皮损，时有腹胀，纳差，二便可。查体：面部起粟粒状密集红色丘疹，表面有少量渗出，皮损位置固定，起糠皮样白屑。舌体胖大，舌淡暗苔薄白，脉沉弦细。

西医诊断：脂溢性皮炎。

中医诊断：面游风，风热血燥证。

中医治则：祛风清热止痒。

外治法：香附40g、侧柏叶40g，常温湿敷，每日2次。1周后患者瘙痒明显减轻，皮损减少。4周皮损基本消退。

按语：患者受外界风热之邪侵袭，郁久燥血伤阴，肌肤失于濡养，则面部起丘疹伴瘙痒。脂溢性皮炎干性者属风热血燥证，李元文教授主张祛风清热止痒，药用香附、生侧柏叶。《药性解》提及香附可消风除痒，《本草蒙筌》亦指出其可"除皮肤瘙痒外邪"，外用亦有清热解毒之效。《本草求真》记载侧柏叶可凉血止血。二者合用，共奏祛风清热止痒之效。现代药理学研究表明本方可有效抑制马拉色菌，发挥抗炎作用。

胃肠湿热证

患者，男，30岁，2016年1月18日就诊。主诉：面部红斑、丘疹伴脱屑3个月。3个月前患者饮食及休息不规律后出现面部红斑、丘疹，伴轻微脱屑，瘙痒不明显，未予治疗。现轻度瘙痒，纳可，眠欠佳，易醒，偶有腹胀腹痛，小便可，大便1日1次，质黏。查体：面颊、鼻沟处红斑丘疹伴轻微脱屑，被覆黄色油腻样痂屑。舌红，苔白腻，脉滑。

西医诊断：脂溢性皮炎。

中医诊断：面游风，胃肠湿热证。

中医治则：清热燥湿止痒。

外治法：马齿苋30g、透骨草30g、龙葵30g、苦参30g、黄柏30g，常温湿敷，每日2次。2周后红斑丘疹面积缩小，颜色变淡，瘙痒减轻，渗出不显。4周后皮损较前明显好转，面颊皮损部分消退，未见新发皮损。1个月后皮损消退，未见复发。

按语：患者青年男性，素体脾虚，过食肥甘厚味，脾胃失调，运化失司，痰湿阻于中焦，日久而化热，湿热之邪搏结于肌肤而发本病。脂溢性皮炎湿性者属胃肠湿热证，李元文教授主张清热燥湿止痒，药用马齿苋、苦参、黄柏清热燥湿，龙葵清热解毒；久病及络，配伍透骨草活血通络，共奏清热燥湿止痒之效。

六、李元文教授点睛

面游风，西医称之为脂溢性皮炎，是一种慢性丘疹鳞屑性皮肤病，其主要损害轻者表现为小片灰白色糠皮状或油腻性鳞屑性斑片，重者可伴有渗出和感染。其发病机制尚不明确，目前发现本病与油脂分泌、马拉色菌感染、皮肤屏障、氧化应激等有关。本病发多于颜面及头皮等暴露部位，给患者容貌、心理及日常生活质量带来了一定的负面影响，患者多急迫改善局部情况。中医内治法可治本病之本，然其效稍缓，外治法则可使药物直达病位快速改善皮损情况，二者合用可事半而功倍。其中湿敷疗法可通过皮肤血管的收缩或血管的扩张后，反射性收缩而达到消炎和抑制渗出的作用；通过冷热变化减少末梢神经的冲动而达止痒的作用；此外亦可发挥保护、清洁的作用，选择恰当的药物，可有效治疗本病。

七、注意事项

● 患处有伤口、皮肤急性传染病等忌用本法。

● 药液应现配现用，注意药液温度，防止烫伤。

● 治疗过程中观察局部皮肤反应，如出现水疱、痒痛或破溃等症状时，立即停止治疗，对症处理。

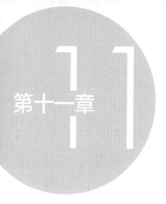

臁疮
（小腿慢性溃疡）

一、定义

臁疮是指发生于小腿臁骨部位的慢性皮肤溃疡。古代文献称之为"臁疮""裤口疮""裙风""烂腿"等。本病相当于西医的小腿慢性溃疡。

二、病因病机

本病多由久站或过度负重而致小腿筋脉横解，青筋显露，瘀停脉络，久而化热，或小腿皮肤破损染毒，湿热下注而成，疮口经久不愈。

三、诊断要点

发病部位在小腿下1/3处，内臁多于外臁。

 局部初起常先痒后痛，色红，糜烂，迅速转为溃疡，溃疡大小不等，呈灰白或暗红色，表面附有黄色腐苔，脓水稀秽恶臭。

3 病久溃疡边缘变厚高起，周边皮色暗黑，漫肿或伴有湿疮，难以收口，易反复发作。

4 多见于静脉曲张患者。

四、辨证论治

辨证分型

1 湿热下注证：患肢呈可凹性浮肿，溃疡面肉芽紫暗，周围皮肤色紫，疮面覆盖黄色分泌物，触之稍痛，伴有口渴，小便黄赤，大便不爽，舌质红，苔黄腻，脉滑数。

2 气虚血瘀证：病程日久，疮面苍白，肉芽色淡，周围皮色黑暗、板硬，肢体沉重，倦怠乏力，舌淡紫或有瘀斑，苔白，脉细涩无力。

熏洗治疗

熏洗治疗前准备：依据皮损部位，嘱患者取适当卧位，充分暴露患区。局部行中药熏洗法治疗，所用药物以辨证分型为依据。

疗程：每日治疗1次，每次20分钟，10天/疗程。

操作要点：将熏洗药物制为粗末，用纱布包扎好，加水煎煮后，过滤去渣，加适量热水，控制洗时药液温度在50℃～70℃为宜，待水温不烫时用小毛巾蘸药汁趁热淋洗患处。或将备好的药材加水4000ml浸泡，时间控制在30分钟左右，后用文火煎煮30分钟。滤渣后取汁行局部熏洗处理，熏洗过程中，要将药液温度控制在38℃～42℃为宜。

湿热下注证处方：黄连、黄柏、马齿苋、地榆炭、石榴皮、白矾。

气虚血瘀证处方：丹参、红花、黄芪、鸡血藤。

外敷治疗前准备：依据皮损部位，嘱患者取适当卧位，清洁创面，剪除坏死结痂的组织，清除腐烂坏死组织，用3%过氧化氢溶液冲洗，以彻底清除腐烂坏死组织，再用生理盐水纱布拭搽创面至新鲜组织为好。创面周围碘伏消毒擦拭2次，消毒2~3分钟。局部行外敷法治疗，所用药物以辨证分型为依据。

湿热下注证处方：疮面脓腐未脱时，视腐之多少，腐脱之难易外用七三、八二、九一丹等，并外盖红油膏以提脓祛腐。热盛加黄连、芒硝、地骨皮；湿盛加苦参、诃子；瘙痒明显加地肤子、猫爪草；疼痛明显加苏木、红花、透骨草。基本处方为：苍术、黄柏、薏苡仁、紫花地丁、蒲公英、赤芍。

气虚血瘀证处方：疮面脓腐脱清，转为祛瘀与生肌并重，外用解毒生肌膏。板滞、硬结明显者加苏木、红花、伸筋草；有渗出者加苍术、苦参、诃子。

疗程：创面隔日更换1次，6次/疗程。

操作要点：患者取适当卧位，清洁创面，剪除坏死结痂组织清除腐烂坏死组织，用3%过氧化氢溶液冲洗，以彻底清除腐烂坏死组织，再用生理盐水纱布拭搽创面至新鲜组织为好。创面周围碘伏消毒擦拭2次，消毒2~3分钟。将备用的中药用消毒棉签轻轻涂于创面上，厚度均匀，约5mm为宜，如遇较深创面可用该中药膏剂填充，然后再用无菌纱布盖敷创面，胶布固定。

五、治疗案例

患者，男，64岁，于2010年8月9日初诊。以"左下肢静脉曲张20天，左足内踝区皮肤反复溃破3天"为主诉来诊。症见：左下肢浅表静脉迂曲扭张成团，行走后患肢易出现困沉、乏力、酸胀不适感，患肢有轻度的指陷性肿胀，活动后症状加重。左足靴区皮肤粗糙、增厚，瘙痒，肤色较暗，呈褐色改变等营养障碍性改变。左足内踝上方有4cm×5cm大小溃疡面，有黄白色液体渗出，周边发红、肿胀，压痛明显（图8）。舌质红，苔黄腻，脉滑数。

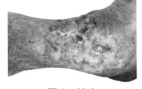

图8 臁疮

辅助检查：左下肢静脉造影提示左下肢深静脉瓣膜功能不全。

西医诊断：下肢慢性静脉性溃疡。

中医诊断：臁疮，湿热下注证。

中医治则：清热祛湿。

外治法：疮疡外洗方加减治疗。处方为：石榴皮60g，白矾60g，黄柏30g，苦参30g，地骨皮30g，地肤子30g。取10剂，水煎外洗，日1次。

内服：赤芍甘草汤加减。处方为：赤芍30g，茜草20g，泽兰20g，金银花30g，玄参20g，陈皮20g，薏苡仁30g，大黄5g，甘草10g。取10剂，水煎服，日1剂。

二诊：用药后，病人下肢肿胀明显减轻，溃疡面渗出减少，周边有新鲜肉芽组织生长。但是患肢皮色仍较暗，有困沉不适，舌质淡，苔白腻，脉濡缓。外洗方中去黄柏、苦参，加用苏木30g，红花30g以增强活血化瘀之功。内服中药中去茜草、泽兰、金银花、玄参，加用党参20g，茯苓20g，白术15g以益气健脾通络。两方均取20剂。

三诊：原溃疡伤面已经愈合，无需服用药物，为巩固治疗效果，治疗原发疾病，建议病人日常生活中可以穿用医用弹力袜保护。

按语：本例患者为中老年男性，又有静脉曲张病史，且长期从事体力劳动，致使脏腑功能减退，血流缓慢，瘀血留滞，营血回流受阻，水液外溢，聚而为湿，湿瘀交结，久而化热，湿热下注，热盛肉腐，而成臁疮。初次来诊表现为湿热型，热重于湿，给予赤芍甘草汤加减。茜草、泽兰、赤芍凉血化瘀；金银花、玄参清热解毒，陈皮、薏苡仁健脾燥湿，两头尖消肿祛湿、舒筋活络，甘草调和诸药。同时给予黄柏、苦参、石榴皮、白矾、地骨皮、地肤子等药物水煎后外洗清热燥湿止痒、活血化瘀通络。二诊时，患肢皮色较暗，仍有困重不适，水湿停滞，脉络瘀阻，病情演化，证属脾虚血瘀型。药用四君子汤合赤芍甘草汤加减治疗。外洗药物中去黄柏、苦参、石榴皮、地骨皮，加用苏木、红花、透骨草、艾叶等活血化瘀类药物。三诊时患者病情稳定，建议穿用医用弹力袜进一步保护。经三诊系统治疗后，溃疡愈合，下肢酸困不适等症状得以明显好转。

六、李元文教授点睛

1.分期论治

本病可分为急性期和慢性期，急性期清热解毒、佐以活血通络，可选药物：金银花、连翘、苍术、甘草、天花粉、黄柏、川牛膝、木瓜、贝母、栀子、地龙、乳香、槟榔、当归、赤芍、没药；慢性期益气养血、佐以利水渗湿，可选药物：熟地黄、刘寄奴、山药、当归、白芍、川牛膝、茯苓、川芎、生黄芪、党参、泽泻、炙甘草。本虚、外邪、瘀血为本病难以愈合的关键环节，无论哪一期，均需顾护后天之本，调理脾胃，可选药物：白术、茯苓、白扁豆、豆蔻、厚朴、砂仁、焦山楂、炒麦芽等。

2.随症加减

伴疼痛明显，加红藤、川楝子、延胡索、鸡血藤；伴腐肉不脱，加丹参、皂角刺、穿山甲；伴分泌物多，加泽泻、生薏苡仁；伴下肢浮肿明显，加生黄芪、怀山药、白扁豆、冬瓜皮、木瓜；伴疮口周围色白不敛，肉芽晦暗，加肉桂、麻黄、鹿角胶；伴疮面色泽紫暗，疮周皮肤瘀黑，或有青筋怒张者，加水蛭、土鳖虫、地龙；伴疮面发绀，压之疼痛，分泌物臭秽，加忍冬藤、土茯苓、马齿苋；伴四末不温，腰膝酸软，加附子、杜仲、菟丝子。

3.应将养阴作为重要原则

下肢慢性溃疡病机为湿热下注，因患部血液有微循环障碍，故以清热、利湿、活血为法。本病在缠绵的病程中，有大量体液及营养物质流失，必然导致严重伤阴。阴伤则抗病能力减弱，至患部愈合受阻，因此，治疗下肢慢性溃疡的治则是清热、利湿、活血、养阴。中医的整体治疗理念即是扶正祛邪。

4.应遵循外治与内治并举之治则

"外之症必根于内"，病发根由是患者整体病变的局部的反应，下肢溃疡发展呈慢性，明显成为全身消耗性疾病。局部牵涉全身，全身制约局部，病程病灶变化中局部与整体自始至终均相互影响，荣衰依存。故治疗上当注重外治，主以局部扶正祛邪，亦注重内治，强调以全身扶正祛邪，外治与内治并举，标本兼治，从根本上控制病症。

七、注意事项

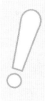 ● 熏洗治疗：冬季熏洗时应注意保暖，夏季要避风。药液温度要适宜。当日煎药当日使用，药液不要过夜。熏洗过程中，观察患者面色及局部情况，如有头昏、胸闷等，应立即停止治疗。如熏洗无效或病情反而加重者，则应停止熏洗，改用其他方法治疗。

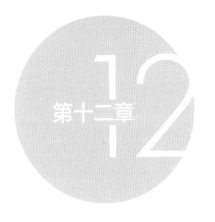

脱疽
（糖尿病足）

一、定义

糖尿病足又称糖尿病性坏疽，是由于糖尿病引起的下肢动脉病变和局部神经异常所致的足部缺血、感染，严重者出现溃疡、坏疽的一种周围血管疾病。是糖尿病常见而严重的并发症之一，是糖尿病患者致死致残的主要原因。本病属于古代文献中"脱疽"之范畴。

二、病因病机

本病是在消渴病的基础上发展而来的，消渴病的基本病机为燥热偏盛，阴津亏耗，病久则阴消气耗，而致气阴两伤或阴阳俱虚。在阴津亏损、燥热偏盛的基础上，热烁津伤，血脉瘀滞；气阴两虚，运血无力，血脉瘀阻。过食肥甘，痰浊湿热内生，湿性重浊黏滞，湿热下注。若瘀血湿浊阻滞脉络，营卫瘀滞，日久化热，或患肢破损，外感邪毒，热毒蕴结，而致肉腐、筋烂、骨脱，如是则为肢端坏疽。

三、诊断要点

1 大多发生于中老年人，男多于女，糖尿病病史在5~10年以上，多伴有高脂血症、冠心病、心脑血管病等病史。

2 坏疽部位下肢多见，常双侧发病，一侧较重。

3 发病缓慢，症状逐渐加重。

4 早期症状主要表现感觉异常，自觉患肢发凉怕冷、麻木、皮肤瘙痒，继而出现肌肉疼痛，间歇性跛行，伴肢体疲乏无力。随着病情的进展，患肢足趾、足部或小腿出现静息痛，尤以夜间为甚。

5 多伴皮肤干燥、无汗，皮肤及肌肉萎缩，肢体感觉减弱或消失，很快足趾、足部出现青紫，疼痛更剧烈，继则发生溃疡、坏疽。

四、辨证分型

辨证分型

1 寒湿阻络证：患趾（指）喜暖怕冷，麻木，酸胀疼痛，多走疼痛加剧，稍歇痛减，皮肤苍白，触之发凉，趺阳脉搏动减弱；舌淡，苔白腻，脉沉细。

2 血脉瘀阻证：患趾（指）酸胀疼痛加重，夜难入寐，步履艰难，患趾（指）皮色暗红或紫暗，下垂更甚，皮肤发凉干燥，肌肉萎缩，趺阳脉搏动消失；舌暗红或有瘀斑，苔薄白，脉弦涩（图9）。

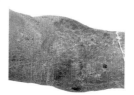

图9 糖尿病足

3 湿热毒盛证：患肢剧痛，日轻夜重，局部肿胀，皮肤紫暗，浸淫蔓延，溃破腐烂，肉色不鲜；身热口干，便秘溲赤；舌红，苔黄腻，脉弦数。

④ 热毒伤阴证：皮肤干燥，毫毛脱落，趾（指）甲增厚变形，肌肉萎缩，趾（指）呈干性坏疽；口干欲饮，便秘溲赤；舌红，苔黄，脉弦细数。

⑤ 气血两虚证：病程日久，坏死组织脱落后疮面久不愈合，肉芽暗红或淡而不鲜；倦怠乏力，不欲饮食，面色少华，形体消瘦；舌淡，少苔，脉细无力。

五、渐渍治疗

治疗前准备：依据皮损部位，嘱患者取坐位或卧位，充分暴露坏死区。治疗以皮损为单位，局部进行渐渍治疗，治疗方药以辨证分型为依据。

寒湿阻络证

治则 温阳散寒，活血通络。

操作要点 选用中药熏洗法或湿热敷法。中药汤剂熏洗方药组成（桂枝15g，红花15g，透骨草15g，鸡血藤20g，乳香10g，没药10g，花椒15g，吴茱萸5g，木瓜50g），将上述中药放入3000ml水中煎煮30分钟，药液温度保持在400～420℃，浸泡患足，药液以泡过足踝为度，1次/天，30分钟/次，睡前进行。

疗程 1天1次，20天为1个疗程。

血脉瘀阻证

治则　活血化瘀，通络止痛。

操作　（1）选用湿敷法：以基本方（忍冬藤40g，制乳香、制没药、红花、黄连各10g，虎杖、大黄、川牛膝各15g；伤口红肿或伴发热者加黄柏、野菊花各15g；破溃处久不收口、皮肤紫黯肢冷者加黄芪40g，肉桂30g，细辛10g；局部疼痛明显者加姜黄20g，血竭1.5g，三七3g）浓煎取汁500mL，湿敷创面，每次60~90分钟，每日2~3次，后期改用中药煎剂浸泡患处，具有活血化瘀、清热解毒之功效，可以改善局部血液循环。

（2）用芒硝外敷，配合局部消毒换药处理，芒硝外敷需缝制清洁棉布沙袋，每个约13cm×9cm，灌入干燥芒硝约200g，沙袋厚度约2cm。外敷时应注意露出溃疡创面。

（3）或用单味虎杖1000g，浓煎，纱布过滤去渣，酒精消毒纱布四层覆盖伤口，药汁装入塑料小喷壶中，将药液喷在纱布上，湿润为度，半小时喷1次。

疗程　每天1次，20天为1个疗程。

湿热毒盛证

治则　治则：清热利湿，解毒活血。

（1）选用中药冰敷法。初期疮面未破溃或溃疡较浅，周围组织红肿热痛明显者，予以大黄30g，黄柏20g，姜黄10g，白芷30g，甘草15g等药物可以清热除湿、散癖化痰、止痛消肿。

溃疡形成，脓液排泄不畅者，予以川黄连、乳香、贝母、天花粉、大黄各60g，可以清热解毒，消肿排脓。

将中药散剂敷于患处，范围大于病变部位1~2cm，辅料覆盖，将冰敷袋放置于辅料上，保持低温。

（2）选用湿敷法。以加味四黄汤（大黄、黄芩、黄连、黄柏、赤芍药、苦参、土茯苓各30g，芒硝20g）湿渍溃疡创面，该方以清热解毒、燥湿收敛。

换药每日1次，20次为1个疗程。

热毒伤阴证

清热解毒，养阴活血。

选用冷敷法。积极清创后，将三七粉6g，白及面60g，黄连粉36g，大黄粉10g敷于患处，面积大于病变部位1~2cm，外敷无菌辅料，其可液化排出创面坏死组织，改善创面血液循环，促进肉芽组织生长，最大限度地再生修复创面。

隔日换药1次，30天为1个疗程。

气血两虚证

 治则 补益气血，生肌敛疮。

 操作要点 选用敷贴法。予以滑石粉15g，乳香15g，没药10g，当归25g，苍术15g，黄柏15g，五倍子20g，白及25g。将上药研成粉未混合均匀后备用，创面无菌消毒，然后将药粉均匀地散在疮面上。覆盖并超过全部疮面至周围正常皮肤为宜，再盖上2～3层无菌纱布，用透气胶布固定。

疗程 换药1天1次。治疗20天为1个疗程。

六、按语

通过施治于皮损局部，早期通过湿热敷达到温通经脉，祛瘀通络之功效。能使皮肤发凉、麻木或刺痛、感觉迟钝等症状改善，能防止0级糖尿病足的进一步恶化，预防足溃疡的发生；若病程迁延，出现疮面未破溃或溃疡较浅，周围组织红肿热痛明显者，予中药冰敷清热解毒，活血消肿为主；若中期溃疡形成，脓液排泄不畅者，予中药冷湿敷清热解毒、燥湿杀虫，以达托毒外出之效；后期脓液干净，疮面周围组织皮色黯黑，疮面经久不愈者，此时气阴已虚，予以敷贴生肌散以敛疮生肌为主。中药溻渍法在糖尿病足的预防、初期、中期以及后期的治疗均有明显的疗效，贯穿糖尿病足发病的始终，在辨证治疗基础上，运用中药、中医施治理念，坏疽局部治疗能够取得不错的疗效，值得在临床推广应用。

七、李元文教授点睛

糖尿病足坏疽属中医之"消渴""脱疽"等范畴。中医认为，本病是由于气血凝滞，脉络瘀阻，日久化热，热盛则肉腐，肉腐则为脓，终致溃烂不愈。《医学源流》有"外科之法，最重外治"之说，在积极控制血糖、活血化瘀、改善神经症状、抗感染、辨证服用中药等全身治疗的同时，中医外治法在糖尿病足坏疽的局部处理保守治疗中效果有独到之处，在改善局部微循环、抗菌及促进愈合等方面有积极作用。用药物或一般针灸的治疗方法治疗，可以治本排邪，但常因关门留邪而事倍功半。中医外治特色疗法湿渍疗法，可以直接作用于局部皮肤损伤，达到舒经通络，托毒外出，收敛疮口的效果。

八、注意事项

● 中药湿热敷的注意事项

● 外伤后患处有伤口、皮肤急性传染病等忌用中药湿热敷技术。

● 湿敷液体应现配现用，注意药液温度，防止烫伤。

● 治疗过程中观察局部皮肤反应，如出现水疱、痒痛或破溃等症状时，立即停止治疗，报告医师。

● 注意保护患者隐私并保暖。

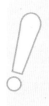

● 中药冷敷的注意事项

● 阴寒证及皮肤感觉减退的患者不宜冷敷。

● 操作过程中观察皮肤变化，特别是创伤靠近关节、皮下脂肪少的患者，注意观察患肢末梢血运，定时询问患者局部感受。如发现皮肤苍白、青紫，应停止冷敷。

● 冰袋不能与皮肤直接接触。

● 注意保暖，必要时遮挡保护患者隐私。

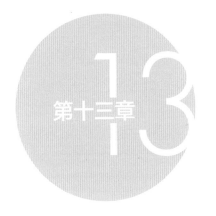

第十三章　癣

第一节　脚湿气（足癣）

一、定义

脚湿气是足部的浅表真菌病。因其脚趾间或足底部生小水疱，脱皮糜烂流汁而有特殊气味，故称脚湿气。文献中又有"脚气疮""烂脚丫""臭田螺""香港脚"之称。相当于西医的足癣。

二、病因病机

由脾胃二经湿热下注而成；或久居湿地，水中工作，水浆浸渍，感染湿毒所致，多由公用脚盆、拖鞋，水池洗脚相互侵染而得。

三、诊断要点

❶ 男女老少均可发病，但多见于青壮年男性，尤以长期从事潮湿环境工作者好发。

❷ 好发丁足趾及3‐4趾缝，可两侧发生。皮损初起为小水疱，痒甚，

❷ 破溃或吸收后可出现脱屑。一般以水疱、糜烂多见，并有特殊的臭味。

❸ 病程缓慢，时好时发，夏重冬轻。

四、辨证分型

临床上根据皮损特点可分为水疱型、糜烂型、角化过度型、丘疹鳞屑型、体癣型5型。

1. 水疱型

以深在性皮下水疱为主，多发于足弓及趾的两侧皮肤相对薄嫩区，具体表现如鹅掌风水疱型。

2. 糜烂型

以3、4趾间多见，余同鹅掌风糜烂型。

3. 丘疹鳞屑型

本型最为多见，以老年患者居多。多发于趾间、足跟两侧及足底。皮损表现详见鹅掌风丘疹鳞屑型。

4. 角化过度型

本型多见于病程较长者。多发于足趾、足跟及足底，甚至足背，常对称成片。余同鹅掌风角化过度型。

5. 体癣型

皮损呈钱币样或圆形，类似于体癣，发于足背，可由丘疹鳞屑型、水疱型逐渐发展至足背而来，呈弧状或环状边缘，自觉瘙痒，夏季多见。

风热湿蕴证

见于丘疹鳞屑型。皮损为散在丘疹，蔓延浸淫，上覆鳞屑，或有轻度的水疱，瘙痒较甚，伴心烦口渴，大便干，小便短赤，舌质红，苔黄微腻，脉浮滑。

湿热下注证

见于水疱型与糜烂型。皮损为散在小水疱，个别融合成片，瘙痒甚，或表皮浸渍软化，糜烂渗液，伴身热不扬，心烦口渴，纳呆，便溏，小便短赤，舌质红，苔黄腻，脉滑数。

脾虚湿盛证

见于糜烂型。趾间皮肤浸渍发白糜烂，渗出较多，瘙痒剧烈，伴乏力纳呆，腹胀便溏，舌淡苔白腻，脉濡细。

血虚风燥证

见于角化型。病程迁延，皮损粗糙肥厚，脱皮，干燥皲裂，表面可有抓痕、血痂，颜色黯红，冬天皲裂加重，伴口干不欲饮，纳差，腹胀，舌质淡，苔白，脉弦细（图10）。

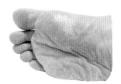

图10　足癣

五、浸泡治疗

 浸泡每日治疗2次，4周为1个疗程。火针及放血1周2次，4周1个疗程。

 操作要点：常规浸泡中药药液应晾至40℃以下，对于角化型患者皮损较厚者可适当延长浸泡时间。

❶ 丘疹鳞屑型、水疱型：可用车前草、黄柏炭、地榆炭、苦参等湿敷。可以适当选用局部火针，局部放血疗法。

❷ 糜烂型：苦参、马齿苋、野菊花、黄柏、生地黄等湿敷，

复用青黛散或三黄散（牛黄、大黄粉、黄连面）加甘草油或植物油调，外涂患处，除湿止痒，预防感染；或用二矾汤或半枝莲煎汤浸泡15分钟，复用皮脂膏或雄黄膏外搽。

❸角化型：选用杏仁、桃仁、红花、威灵仙、苦参、苍耳子水煎外洗。每日2～3次，每次20～30分钟；或外用青石止痒膏或酮康唑乳膏。可以适当选用局部火针，局部放血疗法。

六、治疗案例

湿热下注证

刘某，男，40岁，初诊日期：2012年7月2日。主诉：双足趾间反复作痒4年余。患者双足趾间作痒，起白厚皮已有4年，反复发作，每于夏季加重，糜烂流汁，冬季干燥皲裂，剧烈瘙痒，曾于多家医院就诊，均诊断为"脚气"，予西药治疗效果不佳。专科检查：双足轻度肿胀，趾间潮红糜烂，少量渗液，周边有撕破的厚皮及痂皮。实验室检查：取潮红处碎皮显微镜下观察可见大量真菌菌丝。刻下症见：口干口苦，时有腹胀，小便可，大便黏腻，舌淡红，苔白腻，脉濡滑。

西医诊断：足癣。

中医诊断：脚湿气（湿热下注证）。

中医治则：清热利湿。

外治法：苦参30g，马齿苋30g，野菊花20g，黄柏20g，生地黄20g，7剂，水煎适温泡脚，每次20分钟，每日2次。复诊，经治疗，患者诸症消失而临床治愈，嘱遵前法继续治疗1周，巩固疗效。随访半年内未有复发。

按语：本案患者属于糜烂型，其病机以湿热下注为特点。患者口干，时有腹胀，脾胃素虚，湿停不运，内生湿邪，湿阻中焦，则气机失调，津不上承；湿性重浊，其性趋下，故见患病于足部；湿性黏滞，易返而再发，故见反复发作；湿久生热，湿热互结，下注于足部，则见足趾间潮红、糜烂；苔白腻、脉濡滑均为湿热表现。治以清热利湿，外用苦参、马齿苋、野菊花、黄柏、生地黄清热燥湿杀虫止痒。复诊时，患者诸症消失，但为了巩固疗效，遵循效不更方的原则，继续用药1周，彻底根治，防止复发，解决患者多年顽疾。

七、李元文教授点睛

1.重视预防

根据脚湿气患病率高、易传播、易复发、易继发感染的特点，临床上对本病的治疗主要体现在"未病先防，既病防变"的中医哲学思想上。

（1）未病先防：脚湿气实为一种浅部真菌感染，真菌喜潮湿、炎热的环境中生长，主要通过接触传播，可在人与人之间传播，也可自身接种。真菌的生命力极强，在脱离活体的毛发、指甲、皮屑等中也可以存活和保持毒性1年以上。因此，应增强对脚湿气的认识了解，在日常生活工作中，注意个人卫生、保持环境及皮肤干燥，避免与人共用脚盆、毛巾、鞋袜等；平时穿通风透气性良好的鞋袜，勤洗脚，勤换鞋袜，定期消毒衣服、鞋袜；避免水中作业时间太长；患者本人洗浴之后，要擦干腹股沟、足趾间等皱褶部位，消除真菌繁殖场所。

（2）既病防变：脚湿气治疗不及时或者治疗不彻底，特别容易复发，甚至继发细菌感染，形成癣菌疹、脓疱、丹毒、蜂窝织炎、淋巴管炎等并发症。所以对于怀疑或确诊为脚湿气的患者，强调既病防变。怀疑自己是脚湿气的患者，应尽早到医院就诊，以明确诊断，早做治疗；确诊患者，要做到合理治疗，积极治疗，坚持治疗，预防并发症；即使症状缓解，也应继续坚持用药一段时间，预防反复；若有全身疾病者，应当首先控制全身疾病，增强抵抗力；避免用手挠抓患处，避免自身接种。

2.正确选用外用药

糜烂型和水疱型渗出较多时，应选择溶液湿敷，有糜烂但渗出不多时可以选择糊剂，如果使用膏剂或者粉剂，则因阻碍渗液挥发，加重病情；丘疹鳞屑型、体癣型则可以选择膏剂、酊剂、浸泡等外治法；角化过度型角质层显著增厚，普通膏剂和酊剂不易透达，最宜选择浸泡法，可使角质层软化，使药物迅速到达。

八、注意事项

 对于糜烂型患者勿使用醋剂等有剥脱、有刺激性的中药方剂洗渍，以免引起刺激过敏反应，加重病情，如有对中药液过敏者停用；火针及放血注意无菌操作，防止感染。

第二节　鹅掌风（手癣）

一、定义

鹅掌风是手部的浅表真菌病。因其手部粗糙干裂如鹅掌而得名。古代文献称之为"鹅掌风"。相当于西医的手癣。

二、病因病机

多因外感风、湿、热毒，蕴积皮肤。病久则气血不能荣润，皮肤失养，以致皮肤肥厚燥裂，形如鹅掌；或由相互接触，毒邪相染，可沾染他人；亦可由脚湿气传染而得。

三、诊断要点

❶ 多见于成年人，好发于手掌及指缝间。

❷ 皮损初起为小水疱，甚痒，破溃后吸收出先脱屑，或伴有潮红，以后逐渐扩大或融合，形成不规则损害。

❸ 病程缓慢，如不及时治疗，可多年不愈，以致皲裂或皮肤粗糙。

四、辨证论治

（一）辨证分型

根据皮损形态可分为水疱型、糜烂型、丘疹鳞屑型、角化型4型。

1. 水疱型

以皮下水疱为主，散在或簇集成斑片，多好发于掌心或虎口部位，起病较急。水疱位置较深，疱壁较厚不易破溃，周围无红晕，数天后疱液可吸收脱皮，中心自愈，四周可继续起新的小水疱，并向周围蔓延，可融合为大水疱。可继发细菌感染，形成脓疱。

2. 糜烂型

基底潮红，四周白皮翘起，境界清楚，糜烂湿润，时有渗出，瘙痒剧烈，好发于指缝间。多为白色念珠菌感染。由于表皮剥蚀，极易发生继发化脓性感染。

3. 丘疹鳞屑型

以丘疹脱屑为主，开始皮损为散在红斑、丘疹，多发于掌心，病程日久，出现明显的小片状脱屑，呈弧形或环形附于皮损边缘。

4. 角化过度型

以皮肤角化过度为主，皮肤肥厚粗糙，干燥无汗，瘙痒较轻，脱皮，皲裂疼痛，冬季则裂口更深，疼痛更重，好发于拇指掌侧及指端。

风热湿蕴证

常见于丘疹鳞屑型。皮损为散在丘疹，蔓延浸淫，上覆鳞屑，或有轻度的水疱，瘙痒较甚，伴心烦口渴，大便干，小便短赤，舌质红，苔黄微腻，脉浮滑。

湿热内蕴证

常见于水疱型与糜烂型。皮损为散在小水疱，个别融合成片，瘙痒甚，或表皮浸渍软化，糜烂渗液，伴身热不扬，心烦口渴，纳呆，便溏，小便短赤，舌质红，苔黄腻，脉滑数。

血虚风燥证

常见于角化型。病程迁延，皮损粗糙肥厚，脱皮，干燥皲裂，表面可有抓痕、血痂，颜色暗红，冬天皲裂加重，伴口干不欲饮，纳差，腹胀，舌质淡，苔白，脉细。

（二）浸泡治疗

同足癣。

 浸泡每日治疗2次，3个月为1个疗程。火针及放血1周2次，1个月为1个疗程。

 常规浸泡中药药液应晾至40℃以下，对于角化型患者皮损较厚者可适当延长浸泡时间；火针注意酒精灯的正确使用，防止烫伤患者或着火；放血在局部皮损部位放血，注意避开大动脉。

五、治疗案例

血虚风燥证（角化型）

张某，男，50岁，初诊时间：2013年1月8日。

主诉：双侧手掌皮肤肥厚、粗糙伴瘙痒、疼痛1年。1年前患者右侧手掌发现散在性水疱，自觉瘙痒，不久左侧手掌也发现类似水疱，随后水疱破裂，渗液流出，逐渐向手指及手背蔓延，此起彼伏，曾用西药药膏治疗（具体不详），效果不佳。手掌皮损日渐角化增厚、表面粗糙，指侧皲裂疼痛。

专科检查：双侧手掌及手背可见角化性斑块，斑块干燥、肥厚、粗糙、皲裂，布满血痂，脱皮较多。

实验室检查：取碎皮直接显微镜观察中可见大量真菌菌丝。

刻下症见：周身皮肤干燥，皮损瘙痒、疼痛，口干不欲饮，二便可，舌质淡，苔燥，脉细。

西医诊断：手癣。

中医诊断：鹅掌风，血虚风燥证。

中医治则：养血润肤，祛风止痒，活血通络。

外治法：枯矾30g，皂角30g，杏仁30g，桃仁30g，红花10g，威灵仙30g，苦参30g，苍耳子30g，蛇床子30g，3剂，水煎2000ml，浸泡双手，每次约30分钟，复用大枫子油外涂于患处，隔日1次。随后，患者就诊几次，每次内服药均随证加减，外用药不变，前后共治8周，皮损变薄，如正常皮肤，无瘙痒疼痛而临床治愈，随访6个月内未有复发。

按语：本案外用桃仁、杏仁润燥止痒；威灵仙、红花活血化瘀；蛇床子、苦参、苍耳子清热除湿，杀虫止痒，皂角散瘀结，局部运用有抑菌之用；患者复诊时皮损仍较厚，遂在原方基础上加丹参、全蝎加强活血通络的作用，大便干燥，津亏液枯，加大黄、麻仁清热润燥，推动糟粕下行。诸品共用，共奏润燥止痒，养血活血通络之功。

六、李元文教授点睛

1.整体观念

临床上对鹅掌风的治疗重视整体疗法，以清热利湿、祛风止痒、滋阴和血、养血润燥等内治法为主，重在治本；以外搽、浸泡、熏洗、湿敷等外治法为辅，重在治标；内外结合，急则治标，缓则治本，各取所长，标本兼治。

（1）内治法：本病的发生多与体内湿热停滞相关，湿性黏着，其势缠绵，故病程常迁延日久不愈，或易反复发作，再加上病久入络，经络阻滞，气血凝滞，更致病情缠绵不已。所以在治疗病程日久、反复发作等顽固性鹅掌风时，常常在配伍中加入全蝎、威灵仙、乌梢蛇祛风通络；牡丹皮、当归、川芎、红花等养血和血，祛腐生新。

（2）外治法：外治法是祖国传统医学中不可或缺的重要组成部分。清代吴师机所著《理瀹骈文·略言》曾提出"凡病多从外入，故医有外治法"的理论。临证时常在外用处方中加入一些现代药理研究中明确有抗真菌作用的中药，如苦参、川椒目、土槿皮、白鲜皮、明矾等，可直达病灶，充分发挥其杀菌、抑菌的作用。

2.重视后天之本

脾胃乃后天之本，胃主受纳，脾主运化；饮食不节，过食肥甘厚味，生冷油腻，致脾胃受损，受纳运化失常，则致水湿内停，蕴而生热，湿热搏结于内，溢于皮肤则发为本病，故在生活中，应重视饮食的合理搭配，忌食辛辣、海鲜、牛羊肉等发物，以及香菜、韭菜、姜、葱、蒜等辛香之品。在治疗本病时，在中药内服方药中配以白术、山药、茯苓、白扁豆、焦山楂等健脾养胃之品，固护后天之本。

七、注意事项

● 对于糜烂型患者勿使用醋剂等有刺激性的中药方剂洗渍，以免引起刺激反应，加重病情，过敏停用；火针及放血注意无菌操作，防止感染。

第三节　鹅爪风（甲癣）

一、定义

鹅爪风是由真菌侵犯甲板所致的一种皮肤病。因其指（趾）甲失去光泽，增厚色灰，甲壳色似油煎，故中医又称之为油灰指（趾）甲。本病相当于西医的甲真菌病，又称甲癣。

二、病因病机

本病是外因虫淫，内因肝虚，邪乘虚而患斯疾；原患鹅掌风或脚湿气，手抓趾缝，亦会染毒而生。

三、诊断要点

① 本病继发于鹅掌风、脚湿气、圆癣、阴癣等，中老年患者多见。

② 指（趾）甲变形，失去光泽而呈灰白色，状如油炸。出现高低不平，增厚或蛀空。

③ 病程缠绵，一般无痛痒感。

四、辨证论治

辨证分型

① 血燥失养证：手足癣日久蔓延，指（趾）甲远端、侧缘失去光泽，凹凸不平，变脆、增厚，或蛀蚀呈蜂窝状，甲板色泽不荣，呈灰白色或褐色。舌淡，少苔，脉细（图11）。

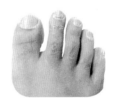

图11 甲癣

② 湿热蕴结证：甲板色红，甲沟红肿，或有脓疱，瘙痒刺痛。舌红，苔薄腻，脉滑数。

外治法

疗程：浸泡每日治疗两次，3个月1个疗程。火针及放血1周2次，1个月1个疗程。

操作要点：常规浸泡中药药液应晾至40℃以下，对于角化型患者皮损较厚者可适当延长浸泡时间；火针注意酒精灯的正确使用，防止烫伤患者或着火；放血在局部皮损部位放血，注意避开大动脉。

❶ 血燥失养证：

①醋泡方剂：苦参、生大黄、地肤子、黄柏各30g，土茯苓80g，赤芍15g，土鳖虫5g。以上中药碾碎后加入食醋1500ml，浸泡5天后待用。用时可将醋泡液放在火炉上微煮，待温热后患手（足）每晚浸泡1次，每次浸泡30分钟，每剂浸泡7天。

②针灸治疗：取穴太冲、三阴交、血海、关元、合谷，留针40分钟，每10分钟行针1次，捻转补法，每日针1次，10次为1个疗程，2~5疗程。

❷ 湿热蕴结证：

苍柏醋泡方：地肤子30g，白鲜皮30g，丁香10g，透骨草30g，苍术30g，黄柏炭20g，苦参30g，白醋1000ml。将药打成细粉，100目筛子过滤，放入白醋中浸泡1周备用。将患病指（趾）甲浸泡于药液浸剂中，每日1次，每次半小时左右，直至痊愈。

五、治疗案例

血燥失养证

刘某，男，62岁。主诉：双手双足指（趾）甲变形增厚，皲裂变脆。查体：形体偏瘦，口干，声音嘶哑，大便干结，舌质红，少苔，脉弦细。诊断：双手双足甲癣。治疗取穴：太冲、三阴交、血海、关元、合谷，留针40分钟，每10分钟行针1次，捻转补法，每日针1次，10次为1个疗程。治疗2个疗程，双手双足指（趾）甲开始恢复，颜色逐渐由灰白转红，甲板变薄，新生指甲接近正常。连续治疗5个疗程（每疗程间休息1周），双手双足指（趾）甲完全恢复正常，随访1年无复发。

按语：针刺治疗依据爪甲秉肝之余气而生，赖肝之阴血濡养，故肝阴亏虚可致手足指甲失去濡养，血燥失养而发生本病。取肝经原穴太冲为虚则补其母之意，补法行针；取肝、肾、脾三经交会穴三阴交（主阴血）补血行气；取手阳明经穴合谷平补平泻，通经活络。诸穴辨证施治，内养肝阴，肝阴充足，爪甲得养，则手足甲癣痊愈，故获效验。

湿热蕴结证

李某某，女，20岁，长沙医学院中医学院学生，患者自述患灰指甲、脚气6天，曾在多家医院诊治，外用达克宁等，未效。近半年来未用药，症情加重。检查：患者左足第2趾甲，整个甲板色灰、增厚，并有甲沟红肿，足碎屑脱落及足跟皮肤糜烂、水泡、脱屑，大片红色浸淫，奇痒。皮损及病甲鳞屑真菌镜检阳性。

西医诊断：①足癣，②甲癣。

中医诊断：①湿热蕴结型脚湿气。

治疗：予苍柏醋泡方浸泡全足，每次1小时左右。嘱其浸泡期间忌用皂碱。1个疗程后来诊时见瘙痒消失、已不流水，皮肤较前光滑。左足第2足趾甲根部已有2／5左右正常甲板长出8周后，患者足部局部皮肤，趾甲正常，症状消失。真菌镜检阴性。停药8周后复诊，症状无复发，真菌学检查阴性。

七、注意事项

 ● 对于糜烂型患者勿使用醋剂等有刺激性的中药方剂洗渍，以免引起刺激反应，加重病情，过敏停用；火针及放血注意无菌操作，防止感染。

第十四章 14 粉刺（痤疮）

一、定义

> 粉刺是一种颜面、胸背等处毛囊、皮脂腺的慢性炎症性皮肤病。其特征为散在颜面、胸、背等处的针头或米粒大小皮疹，如刺，可挤出白色粉渣样物，故称粉刺。古代文献又称之为"皶""痤""面疱""皶疱""肺风粉刺""酒刺"等，俗称"暗疮""青春痘"。本病相当于西医的痤疮。

二、病因病机

本病多因素体阳热偏盛，肺经蕴热，复感风邪，熏蒸面部而发；或过食辛辣肥甘厚味，助湿化热，湿热蕴结，上蒸颜面而致；或因脾气不足，运化失常，湿浊内停，郁久化热，热灼津液，煎炼成痰，湿热浊痰瘀滞肌肤而发。

三、诊断要点

1 常见于青年男女。

2 多发于颜面、上胸、背部等皮脂腺丰富的部位。

3 初起多为细小皮色丘疹，白头或黑头粉刺，接着出现脓疱，严重可有结节、囊肿。反复发作或挑刺后，留下凹凸不平的疤痕及色素沉着。

4 一般无明显全身症状，可有轻微瘙痒或疼痛。

四、辨证论治

辨证分型

　　肺经风热证：颜面黑头或白头粉刺居多，伴红色丘疹，或觉痒痛，鼻息气热，舌红、苔薄，脉数。

　　湿热蕴结证：皮肤油腻，间有脓疱、结节，或伴口臭，溲赤便秘，舌质红，苔黄腻，脉滑数（图12）。

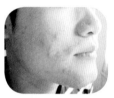

图12　痤疮

　　痰瘀互结证：皮损旷久不愈，坚硬疼痛，色暗不鲜，或伴结节囊肿、瘢痕与色素沉着，舌暗红，脉滑。

　　肝郁肾虚证：丘疹或脓疱、色红、多有疼痛，兼见失眠、易怒、抑郁寡欢，情志不畅，胁肋胀痛，月经不调，舌淡红、苔薄黄，脉弦。

肺经风热证处方：马齿苋、野菊花、紫花地丁、蒲公英。

湿热蕴结证处方：苦参、盐黄柏、蒲公英、黄连、生薏苡仁。

痰瘀互结证处方：当归、川芎、红景天、苍术、生侧柏叶。

肝郁肾虚证处方：黄连、黄柏、红花、玫瑰花。

中药湿敷：湿敷每日治疗1次，每次20分钟，1~2周/疗程。依据皮损部位，多为面部及胸背部，以仰卧及俯卧位为主，嘱患者充分暴露疱疹区，局部行中药湿敷法治疗，所用药物以辨证分型为依据。常规湿敷中药药液应晾凉至37℃以下；对于痤疮局部红肿、皮温增高的患者，可以将药液冷藏至10℃左右进行冰敷；热敷时，温度应控制在30℃~40℃。

中药石膏倒模：石膏倒模每周治疗1~2次，4周/疗程。协助患者取仰卧、舒适体位，面部用无菌生理盐水擦拭清洁，负氧离子喷雾10~20分钟，痤疮患者患处用酒精消毒局部皮肤，有脓头及粉刺栓者用无菌探针挑治并根据病情涂以痤疮方。进行石膏倒模前将眉毛、眼睛、嘴唇用凡士林纱条覆盖加以保护。用温水（40℃左右）调成石膏成稠糊状，均匀涂抹于脸上20~30分钟，待干后轻轻取下，温水擦拭画部，涂以硅霜或保湿剂。

五、治疗案例

肺经风热证

患者，女，18岁，主诉：面部反复起皮疹3年。患者3年前额头、面颊部起红色皮疹，瘙痒时轻时重，曾外用阿达帕林凝胶，皮疹时好时坏，效果不佳，并不断有新生皮疹，遂来我院门诊就诊。现前额、面颊部起小红疹，T区油脂分泌旺盛，轻微瘙痒，纳眠可，大便偏干，1～2日1行，小便偏黄。

专科检查：额头、面颊、鼻翼两侧及下颌部见粟粒大小的红色丘疹、丘脓疱疹，颜面T区脂溢，前额见密集白头粉刺，鼻翼及鼻头两侧毛孔粗大，见黑头粉刺。舌红，苔薄黄，脉滑数。

西医诊断：痤疮。

中医诊断：粉刺，肺经风热证。

中医治则：疏风清肺，清热解毒。

外治法：蒲公英30g，野菊花30g，紫花地丁30g，马齿苋30g，黄连30g。水煎浓缩，冰箱冷藏，20℃左右冷敷，每日1次。

按语：本型患者多由素体阳热偏盛或风热外袭所致，风热阳邪，其性善动炎上，《黄帝内经》有云："伤于风者，上先受之。"肺居上焦，为娇脏，易受风邪侵袭，开阖失司，腠理郁闭，发于肌肤。此证多见于青春期少男少女，病位在表，以清解为主，外治以蒲公英、野菊花、紫花地丁、马齿苋等清热解毒中药进行冷敷，以达清热透表之功。

湿热蕴结证

患者，男，28岁，2017年11月5日就诊。主诉：面部、胸背部起皮疹2年。患者2年前无明显诱因出现面部、胸背部皮疹，皮损红肿痛痒，皮肤油腻，以前额、面颊、口周为主，经多方治疗，效果不显，遂来就诊。专科检查：面部、胸背部可见红色丘疹，脓疱，结节及凹陷性瘢痕，颜面部以前额、面颊、口周为主。平素喜食冷饮及肥甘厚味，口臭，便干，2～3日一行，溲黄。舌质红，苔黄腻，脉滑数。

西医诊断：痤疮。

中医诊断：粉刺，湿热蕴结证。

中医治则：清热泻火，健脾利湿。

外治法：苦参30g、盐黄柏30g、蒲公英30g、黄连30g、生薏苡仁30g，水煎浓缩后，常温湿敷，每日1次。

按语：痤疮的发作以素体血分热盛、阴阳失调为本，饮食不节、起居无度、季节变化、外邪侵袭，导致热毒积于营血为因，患者青春期男性，平素嗜食肥甘厚味，致使胃肠生湿化热，湿热熏蒸，发于颜面、胸背。"膏粱之变，足生大疔"，热盛化腐成脓，则见脓疱。患者皮损已有2年之久，脾胃运化失司，治疗以健脾利湿消其根本，清热解毒药物外用清解局部热邪，皮损红肿痛痒，同时，局部湿敷疗法可降低皮损局部温度，缓解不适感。

六、李元文教授点睛

痤疮作为皮肤科常见病，中西医治疗方案甚多，西医主要以抗炎、磨削角质层、抑制雄激素分泌为主的口服及外用药，虽对某些痤疮有不错的效果，但对于病程日久，有规律反复发作的痤疮效果不佳。中医对于痤疮的治疗，通过辨证论治确定内服及外用方药，外治法中溻渍疗法主要包括两部分——湿敷及石膏倒模。湿敷是皮肤病外治的重要手段之一，疗效明显，对皮损部位有最直接的作用，以达到清热解毒、凉血化瘀、散瘀消肿的作用；而中药石膏倒模则是借助石膏在凝固的过程中发热，持续的温热及相对较封闭湿润的环境，能促进药物更好地渗透入皮肤，作用于皮损发挥药力。药物选择方面，以中药药性为主，多以药性清透者为主，如金银花、马齿苋、玫瑰花等，同时兼具现代药理学研究方面内容，如苍术中维生素A衍生物含量较高，具有抗炎、抑制角质化等作用。

七、注意事项

- 中药湿敷：湿敷时，纱布应拧挤得使药液不漫流即可，拧挤过干效果不好；如对药液有过敏者，应立即停用；注意无菌操作，防止感染。

- 中药石膏倒模：操作中严格执行无菌技术操作规程，防止交叉感染。严格掌握喷雾的距离、温度和时间防止烫伤。注意调试药膜水温，随时观察患者，如有不适及时处理。

第十五章

皮肤淀粉样变
（松皮癣）

一、定义

松皮癣是由淀粉样蛋白沉积于皮肤组织而不累及其他内脏器官的一种疾病。古代文献称之为"松皮癣""顽癣"等。本病相当于西医的原发性皮肤淀粉样变。

二、病因病机

本病多因患者先天气血不足，内蕴湿热，复感风热之邪，风湿结聚，使气血运行失调，客于肌肤凝滞而成；或因情志内伤饮食不节，郁久化热，化燥伤阴，阴血双亏，肤失濡养而引起。

三、诊断要点

❶ 好发于小腿伸侧、上背部、上肢伸侧等处。

 皮损开始为淡褐色至黑褐色斑，逐渐隆起呈半球形粟粒至绿豆大小坚实丘疹或结节，表面粗糙，群集成片或排列呈串珠状。

③ 常伴剧痒。

④ 病程缓慢，常迁延数年至十数年或更长时间，间可自行消退，但易复发。

⑤ 刚果红试验阳性。

⑥ 组织病理和特殊染色显示淀粉样蛋白沉积。

四、辨证分型

风湿蕴结证：局部皮肤肥厚粗糙，形成局限性苔藓样变，连发性剧痒舌苔薄或白腻，脉濡缓或沉缓。

血虚风燥证：皮疹色较淡，粗糙肥厚，面色不华。舌质淡脉沉细（图13）。

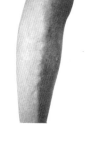

图 13　皮肤淀粉样变血虚风燥证 ▶

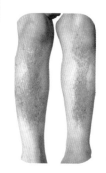

脾虚湿滞证：皮肤干燥，双下肢伸侧有坚实的小丘疹，密集成片，呈苔藓样变，自觉剧痒，大便不干或溏泻，四肢沉重无力，舌质淡舌苔白腻，脉象沉缓（图14）。

◀ 图 14　皮肤淀粉样变脾虚湿滞证

五、外治操作

中医外治法包括溻渍、熏蒸、体膜等多种疗法。处方当以清热解毒利湿、活血通络、疏风止痒为法，根据不同证型稍作加减配伍调整。溻渍基础方可选用：三七10g，当归尾50g，透骨草30g，红花15g，苦参30g，白矾15g。制剂方法：煎水2000ml，湿敷或外洗患处。风湿蕴结型可加苍术、羌活、地肤子；血虚风燥加当归、赤芍、川芎；脾虚湿滞加白术、白鲜皮、薏苡仁等。

六、按语

现代人多食辛辣肥甘之品，素有蕴湿，外感风热邪气，流窜肌肤，与痰湿相搏，阻于经脉，则气血瘀阻而发为本病。治疗通常内外并举，尤其对于患病时日较久，气血虚弱者，单纯外治疗效有限。

负离子喷雾可使皮肤温度升高，表皮湿润，毛孔舒张，可促进局部血液循环，增加毛细血管通透性，利于药物吸收。可在溻渍同时使用。

七、注意事项

● 局部皮肤破损或合并其他疮疡处慎用外治法治疗。

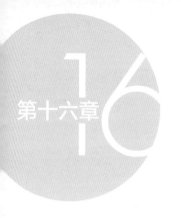

第十六章 **16**

激素依赖性皮炎

一、定义

激素依赖性皮炎是由于长期外用皮质类固醇制剂，患处皮肤对该药产生依赖性，从而导致的皮肤非化脓性炎症。本病归属于中医文献中"药毒""热毒"等范畴。西医多称之为激素依赖性皮炎或激素性皮炎。

二、病因病机

中医认为本病是外受药毒之邪，日久郁而化热蕴毒所致，火、热、毒是其主要致病因素。日久热毒伤阴化燥，则皮肤失养。

三、诊断要点

❶ 半月以上的外用皮质类固醇的长期用药史，即在同一部位长期使用激素外用制剂，特别是强效制剂并形成依赖性。

❷ 有明显的激素依赖性症状及反跳现象，即停药后发病反跳加重，皮肤发红，灼热和瘙痒严重者出现水肿，重复用药后症状减轻。

皮损以红斑、丘疹、干燥及脱屑为基本损害的多样性皮损，难以用其他皮肤病解释者。

四、辨证论治

辨证分型

湿毒血热证：面部皮肤出现红斑、丘疹，甚则潮红、肿胀、渗出及毛细血管扩张，可伴有大便不畅，小便黄等。舌红，苔黄腻，脉滑数。

血虚风燥证：面部皮肤干燥、脱屑、瘙痒，皮肤有紧绷感，甚则皮肤变薄萎缩。舌质淡，苔白，脉弦细。

湿敷治疗

湿敷治疗前准备：嘱患者取卧位，铺一次性床单，暴露面部，注意保暖，所用药物以辨证分型为依据。

疗程：每日治疗2次，1~2周/疗程。

操作要点：常规湿敷中药药液应晾凉至37℃以下；对于激素依赖性皮炎急性期的患者，可以将药液冷藏至10℃左右进行冷湿敷；湿敷时将6~8层无菌纱布在药液中浸湿，轻轻拧挤使药液不漫流后即可敷于患处。每次湿敷15~20分钟。湿敷后可外用甘草油保湿。

湿毒血热证处方：大青叶、马齿苋、金银花、野菊花、蒲公英。

血虚风燥证处方：川芎、当归、赤芍、丹参、百部、麦冬、天冬。

五、治疗案例

湿毒血热证

患者，女，30岁，2018年4月7日就诊。主诉：颜面部皮肤皮损反复发作3个月，加重3天。患者3个月前曾在美容院做皮肤护理（具体使用产品不详）后出现面部红肿瘙痒，于外院就诊后使用过某含有激素的药膏涂于面部，症状缓解后很快复发，为缓解症状，患者曾多次反复使用该激素药膏。3天前患者自觉症状加重，遂来就诊。现自觉面部灼热瘙痒，口干，无口苦，纳眠可，小便调，大便干，2日一行。

查体：颜面部潮红肿胀，双颊可见渗出及毛细血管扩张，舌红，苔黄腻，脉滑数。

西医诊断：激素依赖性皮炎。

中医诊断：药毒，湿毒血热证。

中医治则：清热解毒，凉血除湿。

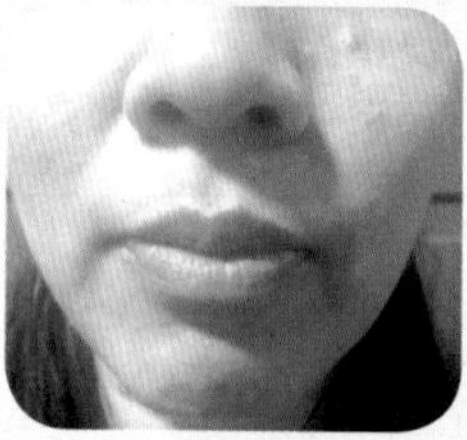

外治法：大青叶40g，马齿苋40g，金
银花30g，野菊花30g，蒲公英30g，冷湿
敷，每日2次。1周后颜面部肿胀消退，瘙痒明显减轻（图15）；
2周后瘙痒不明显，遗留少许毛细血管扩张。

图15　面部激素性皮炎

按语：患者青年女性，有半月以上的外用激素的用药史，激素为湿热毒邪，日久蕴于肌肤，发为本病。湿热毒盛，熏蒸肌肤，则颜面部潮红肿胀；热毒炽盛，灼伤津液，则口干、大便干。舌红，苔黄腻，脉滑数均为湿毒血热之征象。病之初期，李元文教授主张以清热解毒，凉血除湿为法，方中马齿苋、大青叶清热凉血、解毒除湿；金银花、野菊花、蒲公英则清热解毒，消肿散结；诸药合用，共奏清热解毒、凉血除湿之功。

血虚风燥证

患者，女，45岁，2017年9月7日就诊。主诉：颜面部皮肤皮损反复发作2年，复发伴加重7天。患者2前无明显诱因出现颜面部红肿瘙痒，于外院就诊后使用过某含有激素的药膏涂于面部，症状缓解，仍有复发，且较前加重，为缓解症状，患者曾多次反复使用该激素药膏。7天前患者自觉症状加重，遂来就诊。现自觉颜面部干燥、脱屑、瘙痒，纳眠可，二便调。

查体：颜面部皮肤变薄、萎缩，皮肤干燥、脱屑，舌质淡，苔白，脉弦细。

西医诊断：激素依赖性皮炎。

中医诊断：药毒，血虚风燥证。

中医治则：养血润燥，祛风止痒。

外治法：川芎30g，当归30g，赤芍30g，丹参30g，百部30g，麦冬15g，天冬15g，常温湿敷，每日2次，湿敷后可外用甘草油保湿。2周后颜面部干燥脱屑明显减轻。

按语：患者中年女性，有2年以上的外用激素的用药史，激素为湿热毒邪，日久伤于阴血，发为本病。阴血亏虚，不能濡养肌肤，故颜面部干燥脱屑；风邪侵袭故见颜面部瘙痒。舌质淡，苔白，脉弦细均为血虚风燥之征象。病之中后期，李元文教授主张以养血润燥，祛风止痒为法，方中丹参养血活血；当归、赤芍滋阴补血；川芎行气活血，配伍当归，达到"治风先治血，血行风自灭"之效；百部，麦冬，天冬滋阴润燥；诸药合用，共奏养血润燥，祛风止痒之功。

六、李元文教授点睛

对于激素依赖性皮炎，西医未有较好的治疗方法。而中医治疗方法多样，中药种类较多，依据不同药效相配伍，可以达到清热解毒，凉血除湿，养血润燥，祛风止痒等作用。李元文教授认为，中药湿敷运用了透皮吸收的原理，使高浓度的药物有效成分和缓均匀地渗透至皮肤，作用到皮损局部产生直接治疗作用，并且冷湿敷又能使患部的血管收缩，血流迟缓，从而减少渗出、充血。

七、注意事项

● 患者要停用激素药膏，避免使用刺激性化妆品，注意防晒；湿敷过程中如对药物有过敏者，应立即停用；注意无菌操作，防止感染。

第十七章 17

顽湿聚结
（结节性痒疹）

一、定义

顽湿聚结是一种表现为慢性瘙痒性角化过度性小结节的皮肤病。本病特征为皮肤出现豌豆大小圆锥形或半球形的坚实结节，表面光滑，颜色灰褐或褐红色，剧烈瘙痒，多见于成年人，尤以妇女为多，好发于四肢伸侧，病程缓慢，甚则经久不愈。古籍中关于本病的命名有"马疥""粟疮"等，近代医家赵炳南称之为"顽湿聚结"。本病相当于西医的结节性痒疹。

二、病因病机

本病多由体内蕴湿，兼感外风邪毒，或昆虫叮咬，毒汁内侵，湿邪风毒凝聚，经络阻隔，气血凝滞，形成结节而作痒；或因忧思郁怒，七情所伤，冲任不调，营血不足，脉络瘀阻，肌肤失养所致。

三、诊断要点

① 多见于成人，尤以女性为多，多有昆虫叮咬史。

② 好发于四肢伸侧，尤以小腿为多，其他部位亦可发生。

③ 基本损害为散在分布的黄豆至樱桃大近皮色、褐红或褐色表面光滑的坚实结节。继之因搔抓致结节表面粗糙，角质增厚，或呈疣状，发生苔藓样变。常因搔抓而出现脱屑、出血和结痂等。

④ 阵发性剧烈瘙痒，尤以夜间或情绪紧张时为甚。

⑤ 病程慢性，常经年不愈。

四、辨证论治

辨证分型

　　风湿郁毒证：病程较短，皮损为结节。表面略有粗糙，色红或灰褐，散在孤立，触之坚实，剧痒时作，部分搔破有污血渗出，或结血痂；烦躁、失眠；舌淡红，苔白腻或黄腻，脉弦数或弦滑。

　　湿毒瘀阻证：病程较长，皮损硬实呈现结节性增生。表面粗糙，经久不消，皮损色紫暗，瘙痒难忍，搔之表皮剥脱结血痂；面色晦暗，精神不振；舌质黯或兼有瘀斑，苔白腻，脉弦涩。

湿敷治疗

　　湿敷治疗前准备：依据皮损部位，嘱患者取坐位或卧位，充分暴露皮损区。局部行中药湿敷法治疗，所用药物在止痒洗方基础上依据证候进行加减。

　　疗程：每日早晚2次，1周为1个疗程。

操作要点：药物加凉水5000ml，武火煎沸后再煎10～15分钟，取汁待温备用。用两条毛巾浸药交替湿敷患处，每次20～40分钟，每剂药轻者用1天，重者用2天。

止痒洗方：红花15g、苦参30g、明矾15g、透骨草30g。

风湿郁毒证处方：止痒洗方+黄柏、白鲜皮、防风、连翘、川椒、土茯苓、蛇床子、皂刺。

湿毒瘀阻证处方：止痒洗方+苍术、生大黄、刺蒺藜、威灵仙、当归、赤芍、三棱、莪术。

五、治疗案例

石某，男，65岁，2017年9月18日就诊。主诉：全身起皮疹伴剧烈瘙痒1年余。现病史：患者1年余前双下肢蚊虫叮咬后起疹小红丘疹，发痒，抓破出血，渐成小硬结，持续不退，日趋增多，渐及全身，瘙痒难忍，纳可，二便调，夜寐不安，需服艾司唑仑保证睡眠。查体：四肢、躯干及头部可见大批散在绿豆及黄豆大小的灰褐色硬结，以四肢伸侧及胸背部为多，可见大量抓痕及血痂。舌暗红，苔白腻，脉弦滑。（图16）

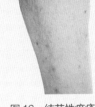

图16 结节性痒疹

西医诊断：结节性痒疹。

中医诊断：顽湿聚结，湿毒瘀阻证。

中医治则：利湿解毒，通络散结。

外治法：苦参30g，苍术30g，威灵仙30g，红花20g，当归30g，赤芍30g，明矾15g，刺蒺藜20g。常温湿敷，每日2次，每次30分钟。2周后，瘙痒减轻，小硬节未变；3周后，发痒显著减轻，结节亦见平。中断治疗3个月后复诊，称三诊治疗后瘙痒不显，大部分硬结已平，双下肢遗留几个硬结，未治疗。近期又见瘙痒，呈湿疹化，予上方加黄柏30g，生大黄30g，外敷如前法；3周后，小硬结已平，偶觉瘙痒。

按语：患者老年男性，外受毒虫咬蛰，湿毒内蕴，气血凝滞，结聚成疮。湿毒瘀邪蕴伏于肌腠之间，日久未经发泄，故而皮肤剧痒，历久不愈。舌暗红，苔白腻，脉弦滑均为湿毒瘀阻之象。患者皮损以四肢伸侧及胸背部为多，邪气尚未深伏，及时治疗可取良效。治疗需用解毒除湿，活血通络，散结止痒之法，方中苍术、黄柏、威灵仙燥湿解毒，红花、当归、赤芍养血活血，再辅以蒺藜散风止痒、活血益气。全方配伍得当，病证兼顾，故收效显著。

六、李元文教授点睛

关于中药湿敷治疗顽湿聚结，历代医家的论述尚无完全而详细的记载，今人在这方面的临床报道也不多。上述止痒洗方为朱仁康老先生经验方，有软坚、止痒的功效，对于局部皮损较厚的病症较为适宜，临床治疗顽湿聚结效果可。具体而言，本病早期形如粟粒，结节坚实者，宜除湿解毒、祛风止痒；后期结节坚硬，肌肤甲错者，宜加入活血化瘀，软坚散结之品。同时可根据皮损部位随证加减：如头目部加野菊花，面部加白芷，上肢重者加桂枝，胸胁部加柴胡，会阴部重者加龙胆草，渗出多时加地榆，继发感染者加黄连等。

七、注意事项

● 早晨最好在5~6点用药,因早时五点左右正是开肺经时间,肺主皮毛,意在借助人体阳气宣通作用,使药物直达病所;如对药液有过敏者,应立即停用;注意无菌操作,防止感染。